HautKrebs

- ➤ Basalzellkarzinom
- ➤ Plattenepithelkarzinom
- ➤ Melanom-Hautkrebs
- ➤ Maulwürfe

5 in 1

Dr. Sheila Harrison

Haftungsausschluss

Dieser Inhalt dient der allgemeinen Information über die Erkrankung und soll Sie in die Lage versetzen, bei Bedarf umgehend ärztliche Hilfe in Anspruch zu nehmen, um Komplikationen vorzubeugen. Es muss unbedingt betont werden, dass diese Informationen keinen Ersatz für die Konsultation eines qualifizierten Arztes darstellen. Der Bereich der medizinischen Wissenschaft entwickelt sich ständig weiter und aufgrund der Dynamik des medizinischen Wissens empfehlen wir, den Rat eines Experten einzuholen, wenn Sie auf Unstimmigkeiten stoßen oder beabsichtigen, auf der Grundlage der in diesem Inhalt enthaltenen Informationen Maßnahmen zu ergreifen. Missachten Sie niemals die professionelle medizinische Beratung und verzögern Sie niemals die Behandlung auf der Grundlage von Informationen, die Sie online, einschließlich dieses Materials, oder aus einer anderen Online-Quelle gelesen haben. Denken Sie immer daran, dass das Internet Sie nicht heilen kann. Heilung kommt vielmehr durch die Führung medizinischer Fachkräfte und die Vorsehung Gottes zustande.

Inhaltsverzeichnis

Haftungsausschluss 1

Inhaltsverzeichnis 2

Abschnitt 1 7

Hautkrebs 8

Arten von Hautkrebs 10

Wie häufig ist Hautkrebs? 11

Anzeichen und Symptome von Hautkrebs 13

Wie sieht Hautkrebs aus? 14

Ursachen von Hautkrebs 15

HautkrebsRisikofaktoren 15

Diagnose und Tests 18

Diagnose von Hautkrebs 18

Klinische Tests zur Hautkrebsdiagnose 18

Hautkrebsstadien 19

Stadieneinteilung des Melanoms 19

Nicht-Melanom-Stadieneinteilung 20

Management und Behandlung 21

Behandlung von Hautkrebs 21

Komplikationen/Nebenwirkungen der
Behandlung 23

VerhütungHautkrebs 24

Kann Hautkrebs verhindert werden? 24

So senken Sie das Risiko, an Hautkrebs zu
erkranken 24

Prognose / Ausblick 26

Was Sie bei Hautkrebs erwarten oder worauf
Sie achten müssen 26

Wann sollten Sie Ihren Arzt aufsuchen? 27
QFragen, die Sie Ihrem Arzt stellen sollten 28
Zusätzliche FAQs zum Thema Hautkrebs 29
Sektion 2 33
Basalzellkarzinom 34
Was sind Basalzellen? 34
Wer ist vom Basalzellkarzinom betroffen? 35
Wie häufig kommt ein Basalzellkarzinom vor? 35
Arten von Basalzellkarzinomen 35
Anzeichen und Symptome eines Basalzellkarzinoms 37
Verursacht Basalzellkarzinom 39
Diagnose und Tests 40
Diagnose von Basalzellkarzinomen 40
Klinische Tests zur Diagnose eines Basalzellkarzinoms 41
Management und Behandlung 42
Behandlung von Basalzellkarzinomen 42
Medikamente zur Behandlung von Basalzellkarzinomen 43
Prävention von Basalzellkarzinomen 44
Prognose/Ausblick 46
Was Sie bei einem Basalzellkarzinom erwarten können 46
Wann sollte man einen Arzt aufsuchen? 46
Fragen, die Sie Ihrem Arzt stellen sollten 46
Zusätzliche FAQs zum Basalzellkarzinom 47
Sektion 3 50

Plattenepithelkarzinom 51

Wer ist vom Plattenepithelkarzinom betroffen? 52

Wie häufig kommt ein Plattenepithelkarzinom vor? 52

Arten von Plattenepithelkarzinomen 53

Symptome und Ursachen 54

Symptome eines Plattenepithelkarzinoms 54

Anzeichen eines Plattenepithelkarzinoms 54

Standort an meinem Körperteil 55

Verursacht Plattenepithelkarzinom 56

Diagnose und Tests 57

Diagnose von Plattenepithelkarzinomen 57

Klinische Tests zur Diagnose von Platteneplthelkarzinomen. 58

Stadien des Plattenepithelkarzinoms 58

Verbreitet sich ein Plattenepithelkarzinom? 59

Management und Behandlung 60

Behandlung von Plattenepithelkarzinomen 60

Medikamente zur Behandlung von Plattenepithelkarzinomen 61

Prävention von Plattenepithelkarzinomen 62

Ausblick / Prognose 63

Was Sie bei einem Plattenepithelkarzinom erwarten können 63

Wenn Sie Ihren Arzt aufsuchen 64

Fragen, die Sie Ihrem Arzt stellen sollten 64

Zusätzliche FAQs zum Plattenepithelkarzinom 65

Sektion 4   68

  MElanom Hautkrebs   69

    Wie häufig ist Melanom-Hautkrebs?   70

    Wo kann ich ein Melanom an meinem Körper bekommen?   71

  Symptome und Ursachen   72

    Anzeichen und Symptome von Melanom-Hautkrebs   72

  Ursachen von Melanom-Hautkrebs   74

  Diagnose und Tests   75

    Diagnose von Melanom-Hautkrebs   75

    Klinische Tests zur Diagnose von Melanom-Hautkrebsstadien   77

  Management und Behandlung von Melanom-Hautkrebs   79

  Prävention von Melanom-Hautkrebs   81

    Kann Melanom verhindert werden?   81

    Ernährung als wichtiger Faktor zur Krebsvermeidung   83

  Prognose / Ausblick   84

    Was Sie bei Melanom-Hautkrebs erwarten oder worauf Sie achten müssen   84

    Wann sollten Sie Ihren Arzt anrufen?   85

Abschnitt 5   87

  Hautmaulwurf   88

  Welche Arten von Hautmalen gibt es?   89

    Sind pigmentierte Läsionen dasselbe wie Muttermale?   91

    Was bedeutet es, wenn ich nach dem 30.

Lebensjahr einen neuen Muttermal habe? 91

Symptome und Ursachen   92

Verursacht Hautflecken   92

Risikofaktoren für Hautmale   92

Was macht Muttermale auf der Haut dunkler?   92

Diagnose und Tests   93

Warum sollte ich meine Haut auf Muttermale untersuchen?   93

Worauf Sie bei der Untersuchung Ihrer Hautmale achten sollten   94

Wie stellt ein Dermatologe fest, ob Muttermale ein Problem darstellen?   96

Management und Behandlung von Hautmalen 97

Vorbeugung von Hautflecken   99

Können Muttermale verhindert werden?   99

So untersuchen Sie Ihre Haut auf Muttermale   101

Prognose / Ausblick   104

Was sind die Komplikationen von Muttermalen?   104

Wie lange werde ich Hautmale haben?   104

Können Hautmale von selbst verschwinden? 104

So pflegen Sie Ihre Hautmale   104

Abschnitt 1

HautKrebs

Hautkrebs

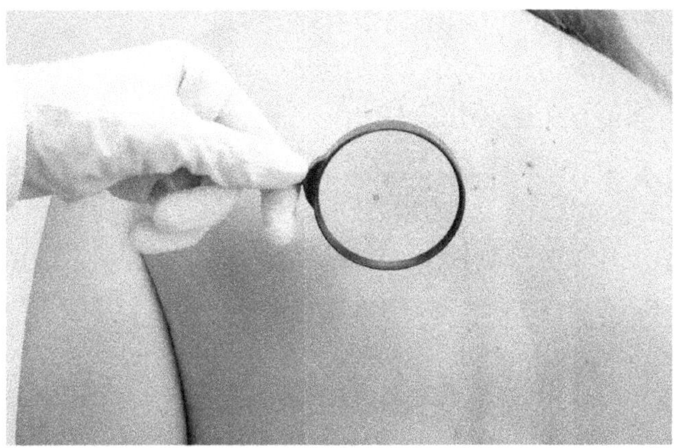

Bisher herrschte die Meinung vor, dass Personen mit heller Haut die Hauptgruppe mit dem höchsten Risiko seien, an Hautkrebs zu erkranken. Unser derzeitiges Verständnis erkennt jedoch den Einfluss anderer Faktoren an, insbesondere unsere Sonneneinstrahlung. Hier finden Sie eine Übersicht darüber, was Sie bei Hautkrebs beachten sollten.

Krebs manifestiert sich, wenn Zellen ein abnormales Verhalten zeigen, sich unkontrolliert vermehren und ein Tumor entstehen lassen, der sich auf benachbarte Gewebe und entfernte Organe ausbreiten kann. Bei Hautkrebs entsteht der Tumor in der Haut. Während die meisten Hautkrebsfälle in Bereichen entstehen, die der Sonne ausgesetzt sind, gibt es Fälle, in denen sich Krebs auch in Bereichen entwickelt, die normalerweise nicht dem Sonnenlicht ausgesetzt sind. Es gibt verschiedene Arten von Hautkrebs, die jeweils unterschiedliche Symptome aufweisen und spezifische Behandlungsansätze erfordern.

Das Auftreten von Hautkrebs ist mit Veränderungen im Wachstum der Hautzellen verbunden, die häufig auf die Einwirkung von ultraviolettem Licht zurückzuführen sind. Die Symptome können sich in Form neuer Beulen oder Flecken auf der Haut oder in Form von Veränderungen in Größe, Form oder Farbe bestehender Hautwucherungen äußern. Früherkennung ist von entscheidender Bedeutung, da die meisten Fälle von Hautkrebs behandelbar sind. Zu den Behandlungsmöglichkeiten gehören Mohs-Chirurgie, Kryotherapie, Chemotherapie und Bestrahlung.

Hautkrebs ist durch abnormales Wachstum von Zellen im Hautgewebe gekennzeichnet. Wenn Hautzellen altern und absterben, werden sie normalerweise durch neue Zellen ersetzt. Wenn dieser Prozess jedoch gestört wird, beispielsweise nach der Einwirkung von ultraviolettem (UV) Licht der Sonne, kann es zu einem beschleunigten Wachstum der Zellen kommen. Diese Zellen können entweder gutartig (gutartig) sein und keine Ausbreitung oder Schädigung verursachen, oder krebsartig. Wenn Hautkrebs nicht frühzeitig erkannt wird, kann er sich auf angrenzendes Gewebe oder andere Körperteile ausbreiten. Glücklicherweise führen eine frühzeitige Erkennung und Behandlung in den meisten Fällen zu erfolgreichen Ergebnissen.

Daher ist es unbedingt erforderlich, Ihren Arzt zu konsultieren, wenn Sie mögliche Anzeichen von Hautkrebs bemerken.

Arten von Hautkrebs

Es gibt drei Haupttypen von Hautkrebs, die jeweils von unterschiedlichen Zelltypen ausgehen.

- **Basalzellkarzinom:** Dieser Typ entwickelt sich in den Basalzellen im unteren Teil der Epidermis, der äußersten Hautschicht.

- **Plattenepithelkarzinom:** Diese Art von Hautkrebs entsteht in den Plattenepithelzellen der äußeren Hautschicht und ist durch die Bildung in der Epidermis gekennzeichnet.

- **Melanom:** Die schwerste Form von Hautkrebs, das Melanom, entsteht aus Zellen, die als Melanozyten bezeichnet werden. Melanozyten sind für die Produktion von Melanin verantwortlich, dem braunen Pigment, das der Haut Farbe verleiht und Schutz vor einigen der schädlichen UV-Strahlen der Sonne bietet. Die Schwere des Melanoms ergibt sich aus der Möglichkeit, sich auf andere Bereiche des Körpers ausbreiten.

Weitere Arten von Hautkrebs sind:

- Merkelzellkarzinom.
- Kaposi-Sarkom.

- Talgdrüsenkarzinom.
- Dermatofibrosarkom Protuberans.

Wie häufig ist Hautkrebs?

Hautkrebs ist die am häufigsten diagnostizierte Krebsart in den Vereinigten Staaten. Bemerkenswert ist, dass etwa jeder fünfte Mensch irgendwann in seinem Leben die Diagnose Hautkrebs erhält.

Basal Cell Carcinoma

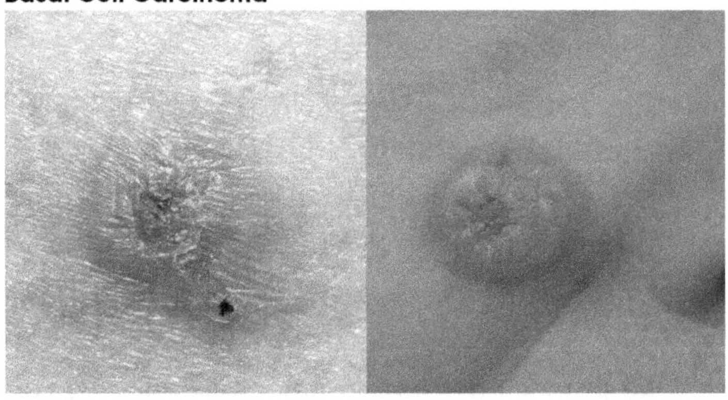

Squamous Cell Carcinoma

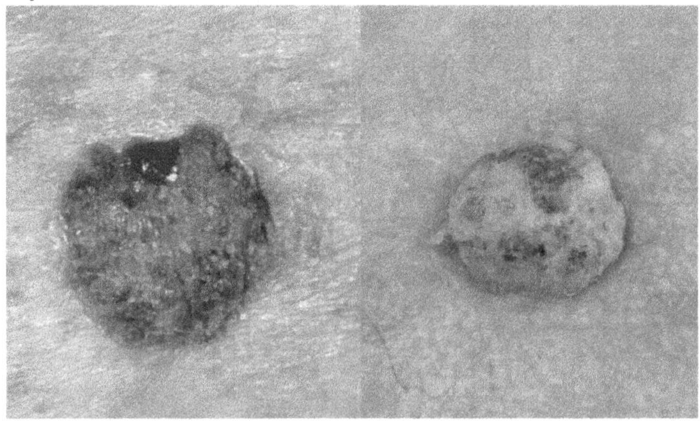

Melanoma

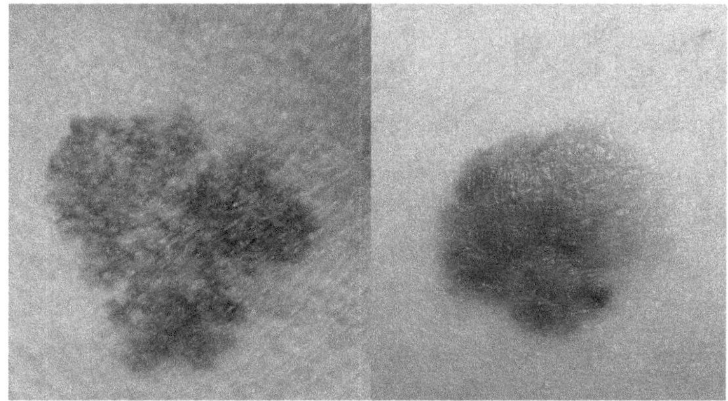

Merkel Cell Carcinoma

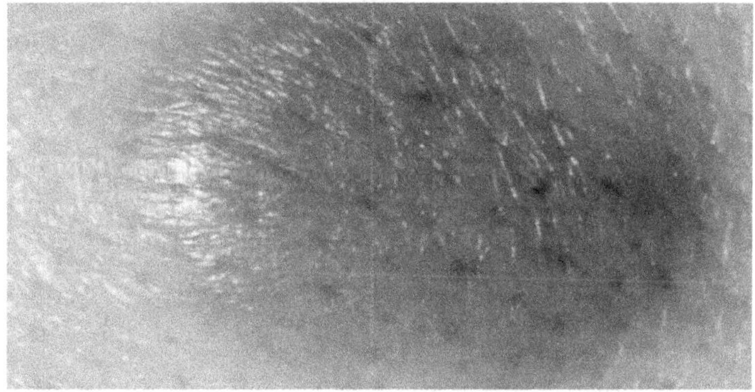

Actinic Keratosis

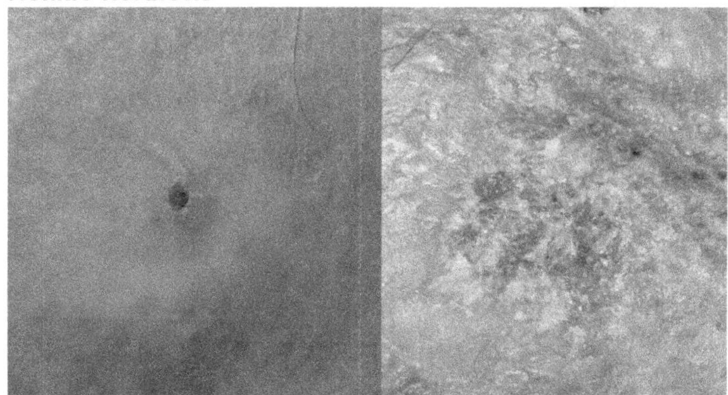

Anzeichen und Symptome von Hautkrebs

Das primäre Warnzeichen für Hautkrebs äußert sich typischerweise in einer Veränderung der Haut, die das Auftreten einer neuen Wucherung oder Veränderungen einer bestehenden Wucherung oder eines Leberflecks umfassen kann. Zu den Symptomen von Hautkrebs gehören:

- Neues Muttermal oder Veränderungen an einem bestehenden Muttermal: Dazu können Veränderungen in Größe, Form, Farbe oder Fälle gehören, in denen das Muttermal zu bluten beginnt.

- Perlmuttartige oder wachsartige Beule: Besonders auffällig im Gesicht, an den Ohren oder am Hals.

- Flacher, rosa/roter oder brauner Fleck oder Beule: Ein ausgeprägter Hautbereich, der flach erscheint und in Rosa-, Rot- oder Brauntönen gefärbt ist.

- Narbenartige Bereiche auf der Haut: Hautbereiche, die dem Aussehen ähneln.

- Krustenartige oder blutende Wunden: Wunden, die eine krustige Beschaffenheit aufweisen, in der Mitte eine Vertiefung aufweisen oder zu häufigen Blutungen neigen.

- Nicht heilende Wunden oder Wunden: Anhaltende Wunden oder Wunden, die entweder nicht heilen oder nach der Heilung erneut auftreten.

- Raue, schuppige Läsionen: Raue und schuppige Läsionen, die häufig mit Juckreiz, Blutungen und Krustenbildung einhergehen.

Wie sieht Hautkrebs aus?

Hautkrebs sieht unterschiedlich aus, je nachdem, welche Art von Hautkrebs Sie haben. Wenn Sie an die ABCDE-Regel denken, erfahren Sie, auf welche Zeichen Sie achten sollten:

- **Asymmetrie:** Unregelmäßige Form.
- **Grenze:** Verschwommene oder unregelmäßig geformte Kanten.
- **Farbe:** Maulwurf mit mehr als einer Farbe.
- **Durchmesser:** Größer als ein Radiergummi (6 Millimeter).
- **Evolution:** Vergrößerung, Veränderung in Form, Farbe oder Größe. (Dies ist das wichtigste Zeichen.)

Wenn Sie sich Sorgen wegen eines Muttermals machen , vereinbaren Sie einen Termin und zeigen Sie ihn Ihrem Arzt. Sie werden Ihre Haut untersuchen und Sie möglicherweise bitten, einen Arzt aufzusuchen, Dermatologie , und lassen Sie die Läsion weiter untersuchen.

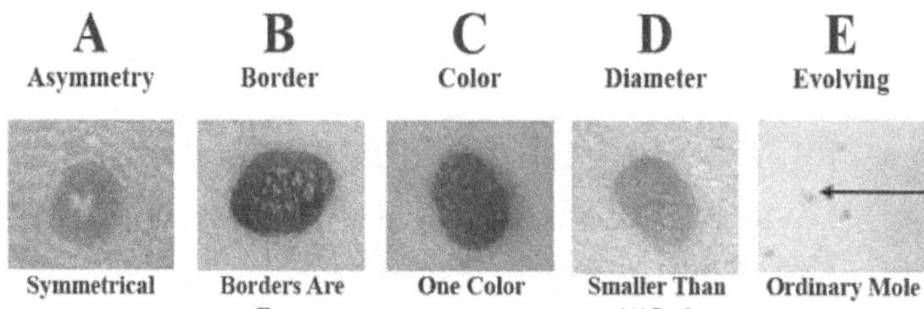

Ursachen von Hautkrebs

Hauptursache für Hautkrebs ist die übermäßige Sonneneinstrahlung, insbesondere bei Sonnenbrand und Blasenbildung. Die ultravioletten (UV) Strahlen des Sonnenlichts schädigen die DNA der Haut und führen zur Bildung abnormaler Zellen, die sich schnell und unorganisiert vermehren und eine krebsartige Masse bilden.

Hautkrebs Risikofaktoren

Hautkrebs kann jeden treffen, unabhängig von Rasse oder Geschlecht, obwohl bestimmte Gruppen möglicherweise häufiger auftreten. Vor dem 50. Lebensjahr wird die Diagnose häufiger bei Frauen und Personen gestellt, denen bei der Geburt eine Frau zugewiesen wurde (AFAB), während nach dem 50. Lebensjahr die Krankheit häufiger bei Männern und Personen auftritt, denen bei der Geburt ein Mann zugewiesen wurde (AMAB). Darüber hinaus sind nicht-hispanische weiße Personen einem höheren

Risiko ausgesetzt, wobei die Inzidenz etwa 30-mal höher ist als bei nicht-hispanischen schwarzen Personen oder solchen mit asiatischer/pazifischer Abstammung. Leider wird Hautkrebs bei Menschen mit dunklem Hautton oft erst in späteren Stadien entdeckt, was eine größere Herausforderung für die Behandlung darstellt.

Während Hautkrebs jeden treffen kann, erhöhen bestimmte Faktoren das Risiko, unter anderem wenn Sie:

- Verbringen Sie viel Zeit mit Arbeiten oder Aktivitäten im Freien in der Sonne.

- Sie neigen zu Sonnenbränden oder haben in der Vergangenheit bereits Sonnenbrände.

- Wohnen Sie in einem Klima mit reichlich Sonnenlicht oder in großen Höhen.

- Nehmen Sie an Bräunungs-Praktiken teil oder nutzen Sie Solarien.

- Besitzen Sie Eigenschaften wie helle Augen, blondes oder rotes Haar und helle oder sommerpessige Haut.

- Sie haben zahlreiche Muttermale oder Muttermale mit unregelmäßiger Form.

- Es besteht eine aktinische Keratose, die durch präkanzeröse Hautwucherungen mit rauen, schuppigen, dunkelrosa bis braunen Flecken gekennzeichnet ist.

- Sie haben eine familiäre Vorgeschichte von Hautkrebs.

- Wurde einer Organtransplantation unterzogen.

- Nehmen Sie Medikamente ein, die das Immunsystem unterdrücken oder schwächen.

- Haben sich einer UV-Lichttherapie wegen Hauterkrankungen wie Ekzemen oder Psoriasis unterzogen.

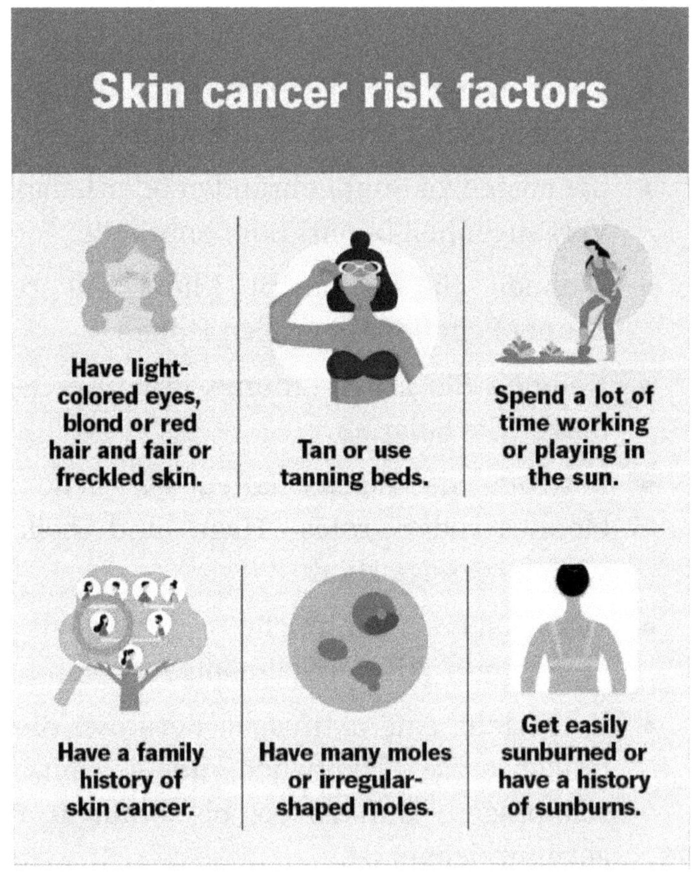

Diagnose und Tests

Diagnose von Hautkrebs

Zunächst kann ein Dermatologe nachfragen, ob Sie Veränderungen an vorhandenen Muttermalen, Sommersprossen oder anderen Hautflecken beobachtet haben oder ob Sie neue Hautwucherungen festgestellt haben. Anschließend erfolgt eine umfassende Untersuchung Ihrer gesamten Haut, die die Kopfhaut, die Ohren, die Handflächen, die Fußsohlen, den Bereich zwischen den Zehen, im Genitalbereich und zwischen dem Gesäß umfasst.

Klinische Tests zur Krebsdiagnose

Sollte Ihr Arzt Hautkrebs vermuten, kann eine Biopsie durchgeführt werden. Bei einer Biopsie wird eine Gewebeprobe entnommen und zur mikroskopischen Untersuchung durch einen Pathologen in ein Labor geschickt. Ihr Hautarzt wird Sie dann über das Vorliegen von Hautkrebs informieren, die Art angeben und ein Gespräch über mögliche Behandlungsmöglichkeiten führen.

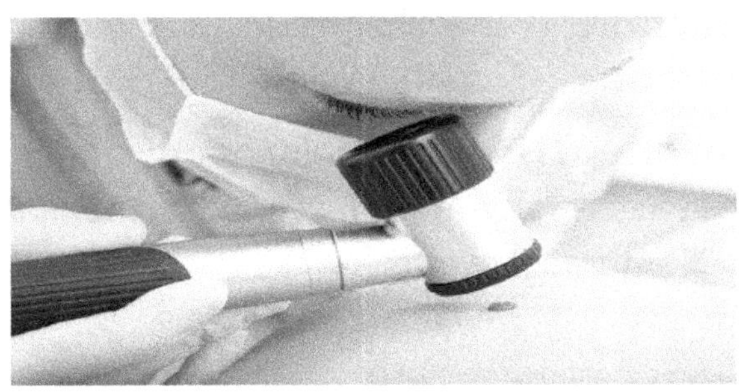

Hautkrebsarten

Krebsstadien geben Aufschluss über das Ausmaß von Krebs im Körper und reichen von Stadium 0 bis Stadium IV. Typischerweise deuten höhere Zahlen auf eine größere Ausbreitung und größere Schwierigkeiten bei der Behandlung hin. Es ist jedoch wichtig zu beachten, dass sich die Stadieneinteilung bei Melanomen von dem bei Nicht-Melanom-Hautkrebsarten unterscheidet, die ihren Ursprung in Basal- oder Plattenepithelkarzinomen haben.

Stadieneinteilung des Melanoms

- **Stufe 0** (Melanom in situ): Das Melanom befindet sich nur in der obersten Hautschicht.

- **Stufe I**: Das Melanom ist risikoarm und es gibt keine Hinweise darauf, dass es sich ausgebreitet hat. Es ist im Allgemeinen durch eine Operation heilbar.

- **Stufe II:** Es weist einige Merkmale auf, die darauf hindeuten, dass es wahrscheinlich erneut auftritt (wiederkehren), es gibt jedoch keine Hinweise auf eine Ausbreitung.

- **Stufe III:** Das Melanom hat sich auf nahe gelegene Lymphknoten oder die nahegelegene Haut ausgebreitet.

- **Stufe IV:** Das Melanom hat sich auf weiter entfernte Lymphknoten oder die Haut oder auf innere Organe ausgebreitet.

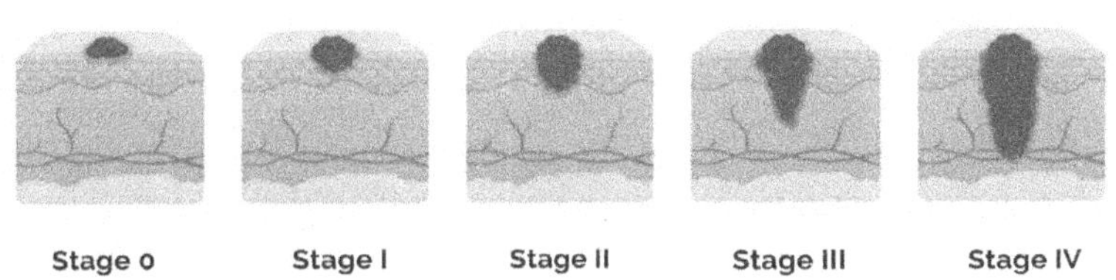

Nicht-Melanom-Stadieneinteilung

- **Stufe 0:** Krebs kommt nur in der obersten Hautschicht vor.

- **Stufe I (1):** Krebs befindet sich in der oberen und mittleren Hautschicht.

- **Stufe II (2):** Krebs befindet sich in den oberen und mittleren Schichten Ihrer Haut und greift auf Ihre Nerven oder tiefere Hautschichten zu.

- **Stufe III (3):** Der Krebs hat sich über Ihre Haut hinaus auf Ihre Lymphknoten ausgebreitet.

- **Stufe IV (4):** Der Krebs hat sich auf andere Teile Ihres Körpers und Ihrer Organe wie Leber, Lunge oder Gehirn ausgebreitet.

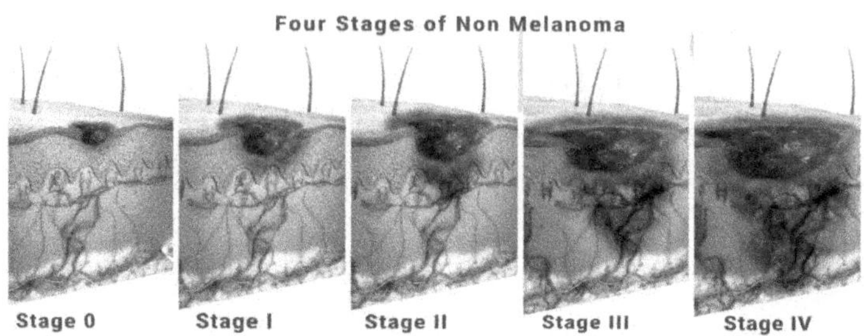

Management und Behandlung

Behandlung von Hautkrebs

Die Wahl der Behandlung von Hautkrebs hängt vom Stadium des Krebses ab. In manchen Fällen kann eine Biopsie allein ausreichen, um ein kleines, oberflächlich begrenztes Krebsgewebe zu entfernen. Zu den verschiedenen Behandlungen, entweder einzeln oder in Kombination, gehören:

- **Kryotherapie:** Flüssiger Stickstoff wird von Dermatologen eingesetzt, um Hautkrebs einzufrieren, wobei abgestorbene Zellen nach der Behandlung abgestoßen werden.

- **Exzisionschirurgie:** Der Dermatologe entfernt den Tumor zusammen mit der umgebenden gesunden Haut, um eine vollständige Entfernung des Krebses sicherzustellen.

- **Mohs-Chirurgie:** Bei diesem Verfahren wird nur erkranktes Gewebe entfernt, wobei so viel

21

umliegendes normales Gewebe wie möglich erhalten bleibt. Es wird häufig zur Behandlung von Basalzell- und Plattenepithelkarzinomen sowie anderen Hautkrebsarten in empfindlichen oder kosmetisch wichtigen Bereichen eingesetzt.

- **Kürettage und Elektrodesikkation:**Dermatologen verwenden ein Schlingen Instrument, um Krebszellen aus dem Tumor abkratzen, und zerstören anschließend mit einer elektrischen Nadel alle verbleibenden Krebszellen. Dieser Ansatz wird häufig bei Basalzell- und Plattenepithelkarzinomen sowie bei präkanzerösen Hauttumoren eingesetzt.

- **Chemotherapie:** Medikamente werden von Dermatologen oder Onkologen eingesetzt, um Krebszellen zu beseitigen. Eine topische Chemotherapie kann direkt auf die oberste Hautschicht abgetragen werden, während Pillen oder eine intravenöse Verabreichung möglich sind, wenn sich der Krebs ausgebreitet hat.

- **Immuntherapie:** Onkologen verabreichen Medikamente, um das Immunsystem darauf zu trainieren, Krebszellen anzugreifen und zu eliminieren.

- **Strahlentherapie:** Radioonkologen nutzen starke Energiestrahlen, um Krebszellen abzutöten oder ihr Wachstum und ihre Teilung zu hemmen.

- **Photodynamische Therapie:** Dermatologen tragen Medikamente auf die Haut auf und aktivieren sie mit blauem oder rotem Fluoreszenzlicht. Diese Therapie zerstört selektiv präkanzeröse Zellen, während normale Zellen geschont werden.

Komplikationen/Nebenwirkungen der Behandlung

Die Nebenwirkungen einer Hautkrebsbehandlung hängen von den von Ihrem Arzt empfohlenen Interventionen ab. Chemotherapie, eine häufige Behandlung, kann zu Übelkeit, Erbrechen, Durchfall und Haarausfall führen. Weitere mögliche Nebenwirkungen oder Komplikationen im Zusammenhang mit der Behandlung von Hautkrebs sind:

- Blutung.
- Schmerzen und Schwellung.
- Narben.
- Nervenschädigung, die zu Gefühlsverlust führt.
- Hautinfektion.
- Nachwachsen des Tumors nach der Entfernung.
- Hyperpigmentierung

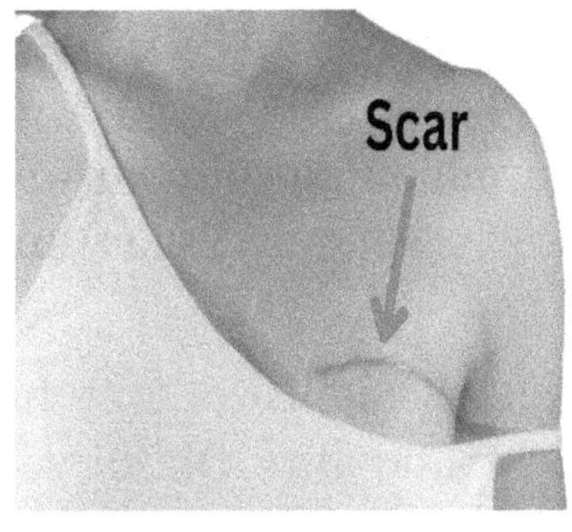

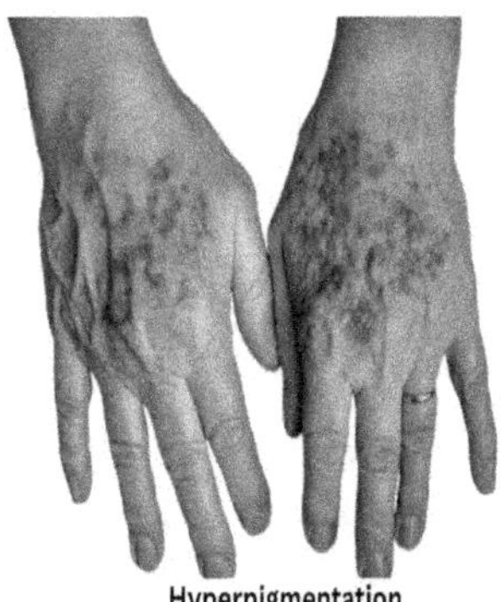

Verhütung Hautkrebs

Kann Hautkrebs verhindert werden?

Die Vorbeugung von Hautkrebs ist oft möglich. Der Schlüssel besteht darin, die übermäßige Sonneneinstrahlung zu minimieren und Sonnenbrände zu vermeiden, da eine längere Einwirkung von UV-Strahlen die Haut schädigt und möglicherweise zu Hautkrebs führen kann.

So senken Sie das Risiko, an Hautkrebs zu erkranken

Um sich vor Hautkrebs zu schützen, sollten Sie folgende Maßnahmen in Betracht ziehen:

- Verwenden Sie Sonnenschutz: Tragen Sie einen Breitband-Sonnenschutz mit Lichtschutzfaktor 30

oder höher auf, der sowohl vor UVB- als auch
UV-A-Strahlen schützt. Tragen Sie es 30 Minuten
vor dem Gehen nach draußen auf und verwenden
Sie es täglich, auch an bewölkten Tagen und im
Winter

- Tragen Sie Hüte: Wählen Sie Hüte mit breiter
  Krempe, um Ihr Gesicht und Ihre Ohren vor der
  Sonne zu schützen.

- Tragen Sie Schutzkleidung: Entscheiden Sie sich für
  langärmlige Hemden und Hosen und suchen Sie
  nach Kleidung, die für zusätzlichen Schutz mit
  einem UV-Schutzfaktor gekennzeichnet ist.

- Sonnenbrille: Schützen Sie Ihre Augen, indem Sie
  eine Sonnenbrille tragen, die sowohl UV-B- als
  auch UV-A-Strahlen blockiert.

- Lippenbalsam: Verwenden Sie einen Lippenbalsam
  mit Sonnenschutz.

- Vermeiden Sie die Sonne: Halten Sie sich zwischen
  10 und 16 Uhr von der Sonne fern, wenn die
  UV-Strahlung am stärksten ist.

- Vermeiden Sie Solarien: Entscheiden Sie sich für
  Bräunungsprodukte zum Aufsprühen anstelle von
  Solarien.

- Überprüfen Sie die Medikamente: Wenden Sie sich
  an Ihren Arzt oder Apotheker, um festzustellen, ob
  Medikamente, die Sie einnehmen, die
  Empfindlichkeit gegenüber Sonnenlicht erhöhen.

- Regelmäßige Hautkontrollen: Untersuchen Sie Ihre Haut regelmäßig auf Veränderungen in Größe, Form oder Farbe, auf Wucherungen oder die Entwicklung neuer Flecken. Beziehen Sie Ihre Kopfhaut, Ohren, Hände, Füße, Zehenzwischenräume, Genitalbereich und Gesäß mit ein. Verwenden Sie Spiegel und Fotos, um Veränderungen im Laufe der Zeit zu überwachen, und vereinbaren Sie mit Ihrem Hautarzt einen Termin für eine Ganzkörperuntersuchung, wenn Sie Veränderungen an Muttermalen oder anderen Stellen bemerken.

Prognose / Ausblick

Was Sie bei Hautkrebs erwarten oder worauf Sie achten müssen

Frühzeitige Erkennung und Behandlung erhöhen die Wahrscheinlichkeit, fast alle Krebsarten zu heilen, bevor sie sich ausbreiten können. Je früher Hautkrebs erkannt und entfernt wird, desto besser sind die Chancen auf eine vollständige Genesung. Eine kontinuierliche Nachsorge durch Ihren Hautarzt ist von entscheidender Bedeutung, um ein mögliches Wiederauftreten zu überwachen. Wenn Sie besorgniserregende Veränderungen bemerken, ist es wichtig, umgehend Ihren Arzt zu kontaktieren.

Insbesondere Melanome werden mit haut krebsbedingten Todesfällen in Verbindung gebracht. Die Fünf-Jahres-Überlebensraten für Melanome sind wie folgt:

- 99 % Überlebensrate: Wird vor der Ausbreitung auf die Lymphknoten erkannt.

- 66 % Überlebensrate: Wenn es sich auf nahe gelegene Lymphknoten ausgebreitet hat.

- 27 % Überlebensrate: Wenn es sich auf entfernte Lymphknoten und andere Organe ausbreitet.

Wann sollten Sie Ihren Arzt aufsuchen?

Es ist wichtig, umgehend einen Termin mit einem Gesundheitsdienstleister oder Dermatologen zu vereinbaren, wenn Sie Folgendes beobachten:

- **Veränderungen an Ihrer Haut:** Jegliche Veränderungen oder Verschiebungen in Größe, Form oder Farbe bestehender Muttermale oder anderer Hautläsionen.

- **Neue Zuwächse:** Das plötzliche Auftreten eines neuen Wachstums auf Ihrer Haut.

- **Nicht heilende Wunden:**Wunden, die bestehen bleiben und nicht heilen.

- **Ungewöhnliche Orte:** Flecken auf Ihrer Haut, die sich von anderen unterscheiden.

- **Veränderte, juckende oder blutende Stellen:** Alle Stellen, die sich verändern, Juckreiz verursachen oder Blutungen zeigen.

Ihr Arzt wird Ihre Haut untersuchen, eine Biopsie durchführen (falls erforderlich), eine Diagnose stellen und die Behandlung besprechen. Suchen Sie außerdem jährlich einen Dermatologen auf, um eine vollständige Untersuchung durchzuführen.

Fragen, die Sie Ihrem Arzt stellen sollten

Wenn Sie Ihren Hausarzt konsultieren, denken Sie darüber nach, die folgenden Fragen zu stellen:

- **Art des Hautkrebses:** Welche konkrete Art von Hautkrebs habe ich?

- **Krebs Stadium:**In welchem Stadium befindet sich mein Hautkrebs?

- **Diagnosetest:** Welche Untersuchungen sind für meinen Fall erforderlich?

- **Optimale Behandlung:** Welche Behandlung wird für meinen Hautkrebs empfohlen?

- **Nebenwirkungen der Behandlung:** Mit welchen möglichen Nebenwirkungen muss ich bei der empfohlenen Behandlung rechnen?

- **Mögliche Komplikationen:** Gibt es mögliche Komplikationen im Zusammenhang mit der Krebserkrankung selbst und ihrer Behandlung?

- **Erwartetes Ergebnis:** Welches Ergebnis bzw. welche Prognose kann ich erwarten?

- **Risiko weiterer Krebserkrankungen:** Habe ich ein erhöhtes Risiko, an weiteren Hautkrebserkrankungen zu erkranken?

- **Nachuntersuchungen:** Wie oft sollte ich Nachuntersuchungen zur Überwachung und Beurteilung einplanen?

Zusätzliche FAQs zum Thema Hautkrebs

Wie wird Hautkrebs zu einer lebensbedrohlichen Krebserkrankung?

Es ist eine häufige Frage, wie Krebs auf der Hautoberfläche lebensbedrohlich werden kann. Auch wenn es intuitiv erscheinen mag, dass das Aufkratzen der Haut mit Krebszellen oder eine kleinere Hautoperation ausreichen könnte, sind diese Techniken tatsächlich wirksam, wenn Krebs frühzeitig erkannt wird.

Wenn Hautkrebs jedoch nicht im Frühstadium erkannt wird, kann das, was zunächst auf die Haut beschränkt zu sein scheint, wachsen und sich über die unmittelbare Umgebung hinaus ausbreiten. Krebszellen haben die Fähigkeit, sich zu lösen, durch den Blutkreislauf oder das Lymphsystem zu wandern und sich in anderen Teilen des Körpers anzusiedeln. Dort können sie sich vermehren und neue Tumore bilden. Dieser Vorgang der Ausbreitung und Ausbreitung wird als Metastasierung bezeichnet.

Die Bezeichnung des Krebses, einschließlich seines Schweregrades und seiner potenziellen Bedrohung, wird durch die Art der Krebszelle bestimmt, aus der er stammt, die als Primärkrebs bezeichnet wird. Wenn beispielsweise ein malignes Melanom, eine Art von Hautkrebs, in die Lunge metastasiert, spricht man immer noch von einem malignen Melanom. Dies verdeutlicht, wie sich ein scheinbar oberflächlicher Hautkrebs durch den Prozess der Metastasierung in einen lebensbedrohlichen Zustand verwandeln kann.

Warum tritt Hautkrebs bei farbigen Menschen an mehr nicht der Sonne ausgesetzten Körperstellen auf?

Die Gründe, warum Personen mit dunklerer Hautfarbe in nicht der Sonne ausgesetzten Bereichen, wie den Handflächen und Fußsohlen, Krebs entwickeln, sind von Wissenschaftlern nicht vollständig geklärt. Obwohl sie davon ausgehen, dass Sonnenlicht in diesen Fällen eine geringere Rolle spielt, beobachten Dermatologen immer noch Fälle von durch UV-Sonnenlicht verursachten Melanomen und Plattenepithelkarzinomen der Haut bei Personen mit Hauttönen von hell bis sehr dunkel.

Sind alle Muttermale krebsartig?

Die meisten Muttermale sind gutartig, einige sind von Geburt an vorhanden und andere entwickeln sich bis zum Alter von etwa 40 Jahren. Erwachsene haben typischerweise zwischen 10 und 40 Muttermale. Während die meisten Muttermale nicht krebsartig sind, besteht in seltenen Fällen die Möglichkeit, dass sich ein Muttermal in ein Melanom verwandelt. Bei mehr als 50 Muttermalen steigt die Wahrscheinlichkeit, ein Melanom zu entwickeln.

Es ist wichtig zu beachten, dass Hautkrebs jeden treffen kann und dass ein scheinbar harmloser kosmetischer Makel schwerwiegender sein könnte. Regelmäßige Selbstkontrollen auf Veränderungen der Hautflecken oder Neubildungen sind besonders für Personen mit einem erhöhten Hautkrebsrisiko von entscheidender Bedeutung.

Ihre Haut erfordert als größtes Organ Aufmerksamkeit, ähnlich wie andere Gesundheitsprobleme. Die Durchführung monatlicher

Haut, Selbstkontrollen, das Ergreifen von Maßnahmen zum Schutz Ihrer Haut vor der Sonne und die Planung regelmäßiger Hautuntersuchungen bei einem Dermatologen sind für die Erhaltung der Hautgesundheit unerlässlich.

Basal Zelle Karzinom

Basalzellkarzinom

Das Basalzellkarzinom, eine Form von Hautkrebs, manifestiert sich als Knoten, Beule oder Läsion auf der äußeren Hautschicht (Epidermis). Diese Wucherungen treten typischerweise in Bereichen auf, die starker Sonneneinstrahlung ausgesetzt sind. Bei einer Behandlung zur Entfernung des Krebses aus der Haut ist die Prognose günstig.

Diese als Basalzellkarzinom (BCC) bekannte Art von Hautkrebs entsteht in den Basalzellen im unteren Teil der Epidermis, der äußersten Hautschicht. Das Basalzellkarzinom stellt sich als kleine, gelegentlich glänzende Beule oder schuppige flache Stelle auf der Haut dar, die sich mit der Zeit allmählich ausdehnt.

Was sind Basalzellen?

Basalzellen sind winzige Zellen, die sich in der äußeren Schicht Ihrer Haut, der sogenannten Epidermis, befinden – der sichtbaren und fühlbaren Schicht Ihres Körpers. Diese Zellen spielen eine entscheidende Rolle bei der Bildung neuer Hautzellen durch einen Teilungs- und Replikationsprozess. Während Basalzellen neue Zellen produzieren, bewegen sich die älteren Hautzellen zur Oberfläche der Epidermis, wo sie schließlich absterben und aus Ihrem Körper ausgeschieden werden. Dieser kontinuierliche

Erneuerungsprozess trägt zur Erhaltung und Regeneration der Haut bei.

Wer ist vom Basalzellkarzinom betroffen?

Das Basalzellkarzinom (BCC) kann jeden betreffen, es tritt jedoch etwas häufiger bei Männern und bei Personen auf, die bei der Geburt als männlich eingestuft wurden. Sie tritt häufiger bei Menschen über 50 Jahren auf. Menschen mit heller Haut und hellen Augen erkranken häufiger an BCC. Menschen, die einmal an BCC erkrankt sind, haben ein höheres Risiko, in Zukunft an einem weiteren nicht-melanozytären Hautkrebs zu erkranken.

Wie häufig kommt ein Basalzellkarzinom vor?

Das Basalzellkarzinom gilt als die häufigste Krebsart und die häufigste Form von Hautkrebs. Allein in den Vereinigten Staaten übersteigt die jährliche Zahl neuer Fälle 4 Millionen

Arten von Basalzellkarzinomen

Das Basalzellkarzinom (BCC) tritt in vier Haupttypen auf:

- **Knotenförmig:** Die häufigste Form ähnelt einem runden Pickel mit sichtbaren Blutgefäßen (Teleangiektasien).

- **Oberflächliche Ausbreitung:** Dieser Typ führt zu Läsionen, die als kleine, flache Flecken erscheinen, deren Farbe etwas heller ist als die umgebende Haut. Häufig am Rumpf, an den Armen und an den Beinen zu finden.

- **Sklerosierung (Morpheaform):** Krebsartige Läsionen, die Narben ähneln, die sich allmählich ausdehnen, werden häufig im Gesicht beobachtet. Es kann sich auch als kleiner roter Punkt auf der Haut manifestieren.

- **Pigmentiert:** Ein seltener BCC-Typ, der eine Hyperpigmentierung verursacht, bei der ein Hautbereich dunkler wird als seine Umgebung.

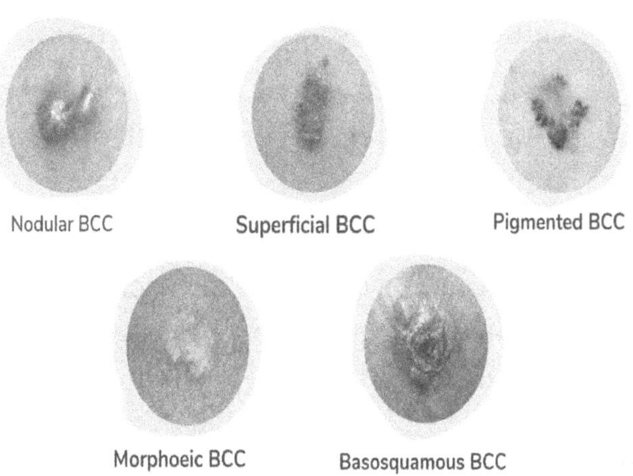

Anzeichen und Symptome eines Basalzellkarzinoms

Zu den Indikationen eines Basalzellkarzinoms gehören:

- Hautanomalien: Vorhandensein von Knoten, Beulen, Pickeln, Krusten oder schuppigen Läsionen.

- Lichtdurchlässigkeit: Der Knoten kann leicht durchsichtig sein und der normalen Hautfarbe sehr ähneln, oder er kann von weiß bis rosa, braun bis schwarz oder sogar schwarz bis blau reichen.

- Glänzendes Aussehen: Der Knoten kann eine glänzende Textur aufweisen als die umgebende Haut, oft mit winzigen sichtbaren Blutgefäßen.

- Allmähliches Wachstum: Der Knoten kann im Laufe der Zeit schrittweise wachsen.

- Juckreiz oder Schmerzen: Es kann zu Juckreiz oder Schmerzen im betroffenen Bereich kommen.

- Geschwürbildung: Der Knoten kann sich zu einem Geschwür entwickeln, aus dem möglicherweise klare Flüssigkeit austritt oder bei Kontakt blutet.

Standorte auf dem Körper

Basalzellkarzinome manifestieren sich typischerweise an sonnenexponierten Körperstellen. Zu den häufigsten Orten für das Auftreten von BCC gehören:

- Gesicht.
- Kopfhaut.
- Nase.
- Augenlider.
- Beine.
- Ohren.
- Waffen.

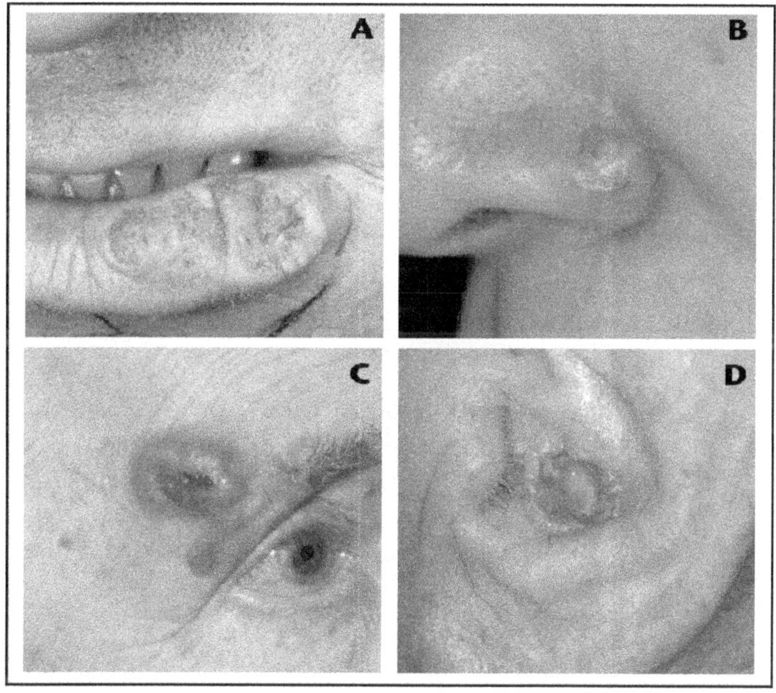

Verursacht Basalzellkarzinom

Ein Basalzellkarzinom wird durch eine Veränderung Ihrer DNA ausgelöst, die häufig durch übermäßige Einwirkung ultravioletter (UV) Strahlen durch Sonnenlicht oder Solarien verursacht wird. Ihre Gene geben der DNA Ihres Körpers Anweisungen zur Bildung neuer Zellen und ersetzen diejenigen, die das Ende ihrer Lebensdauer erreichen, durch Replikation. Wenn sich eine Mutation auf Ihre Gene auswirkt, verliert die DNA ihre Fähigkeit, Anweisungen für die ordnungsgemäße Zellerneuerung zu geben.

Basalzellen, die für die Bildung neuer Zellen verantwortlich sind, funktionieren wie ein Lichtschalter. Wenn ihr Lichtschalter eingeschaltet ist, produzieren sie neue Zellen, und wenn er ausgeschaltet ist, stoppt der Prozess. Wenn genetische Mutationen auftreten, können Basalzellen nicht abschalten, was zu einer übermäßigen Zellproduktion und der Bildung von Klumpen oder Läsionen in der äußeren Hautschicht (Epidermis) führt.

In seltenen Fällen kann eine Erbkrankheit namens Basalzell-Nävus-Syndrom (Gorlin-Syndrom) zur Entwicklung eines Basalzellkarzinoms im Kindesalter führen.

Diagnose und Tests

Diagnose von Basalzellkarzinomen

Der Verdacht auf eine Basalzellkarzinom-Diagnose durch Ihren Arzt kann aufgrund des Erscheinungsbilds der Hautläsion entstehen. Um die Diagnose zu bestätigen, führt Ihr Arzt eine körperliche Untersuchung durch und erkundigt sich nach Ihren Symptomen, einschließlich:

- Beginn: Wann treten die Knoten oder die Läsion zum ersten Mal auf Ihrer Haut auf?

- Größenveränderungen: Hat sich die Größe der Läsion verändert?

- Visuelle Veränderungen: Sieht die Läsion heute anders aus als damals, als Sie sie zum ersten Mal bemerkt haben?

- Empfindungen: Geht die Läsion mit Schmerzen oder Juckreiz einher?

- Krankengeschichte: Hatten Sie schon einmal Hautkrebs?

Diese Fragen und die körperliche Untersuchung helfen Ihrem Arzt, wichtige Informationen zu sammeln, um die Wahrscheinlichkeit eines Basalzellkarzinoms zu bestimmen.

Klinische Tests zur Diagnose eines Basalzellkarzinoms

Nach einer körperlichen Untersuchung empfiehlt Ihr Arzt möglicherweise Tests zur Bestätigung der Diagnose eines Basalzellkarzinoms, die Folgendes umfassen können:

- **Hautbiopsie:** Entfernung eines Teils der betroffenen Hautbereiche (Läsion) zur mikroskopischen Untersuchung.

- **Bildgebende Tests:** Während sich Basalzellkarzinome selten im ganzen Körper ausbreiten, führt Ihr Arzt bei Verdacht auf Metastasierung möglicherweise eine MRT- oder CT-Untersuchung durch, um Lymphknoten oder innere Organe auf Krebs zu untersuchen.

Nach diesen Beurteilungen bestimmt Ihr Arzt das Stadium Ihrer Diagnose durch:

- **Läsion Merkmale:** Identifizieren der Größe der Läsion (Tumor) und Beurteilung, ob sie tiefer in Ihr Gewebe hineingewachsen ist.

- **Lymphknotenuntersuchung:** Überprüfen Sie Ihre Lymphknoten auf Anzeichen von Krebs.

- **Metastasen Kontrolle:** Untersuchen Sie andere Teile Ihres Körpers, um eine Ausbreitung von Krebs festzustellen.

- **Läsion Attribute:** Messen Sie die Größe, Form und Lage der Läsion und notieren Sie die Geschwindigkeit ihres Wachstums.

Diese Kriterien helfen bei der Bestimmung des Stadiums eines Basalzellkarzinoms.

Management und Behandlung

Behandlung von Basalzellkarzinomen

Um das Basalzellkarzinom zu bekämpfen, wird Ihr Arzt Behandlungen durchführen, die darauf abzielen, Krebs aus Ihrem Körper zu entfernen. Zu den Behandlungsmöglichkeiten können gehören:

- **Elektrodesikkation und Kürettage:** Abkratzen des Krebs Klumpens mit einer Kürette und anschließendes Verbrennen mit einer speziellen elektrischen Nadel.

- **Operation:** Entfernung des Krebs Klumpens oder der Krebs Läsion mit einem Skalpell (Exzision oder Mohs-Chirurgie).

- **Kryotherapie oder Kryochirurgie:** Einfrieren des Krebs Klumpens, um ihn zu entfernen.

- **Chemotherapie:** Einsatz wirksamer Medikamente zur Beseitigung von Krebszellen in Ihrem Körper.

- **Photodynamische Therapie (PDT):** Anwendung von blauem Licht und einem lichtempfindlichen Mittel auf Ihrer Haut.

- **Lasertherapie:** Einsatz von Lasern (Hochenergie Strahlen) zur Entfernung von Krebs anstelle eines Skalpells.

Die Wahl der Behandlung hängt von Faktoren wie Ihrem allgemeinen Gesundheitszustand, Ihrem Alter, der Lokalisation des Krebses und der Größe des Basalzellkarzinoms ab. Ihr Arzt wird den Behandlungsplan so anpassen, dass er Ihrer individuellen Diagnose am besten entspricht.

Medikamente zur Behandlung von Basalzellkarzinomen

Auch wenn es selten vorkommt, dass ein Basalzellkarzinom ein lokal fortgeschrittenes Stadium erreicht oder sich auf einen anderen Teil Ihres Körpers ausgebreitet (metastasiert), hat die US-amerikanische Food and Drug Administration (FDA) zwei Arzneimittel zur Behandlung zugelassen:

- **Vismodegib:**Zugelassen für die Behandlung lokal fortgeschrittener oder metastasierter BCC.

- **Sonidegib:** Zugelassen für lokal fortgeschrittenem BCC.

Diese Medikamente werden für Personen in Betracht gezogen, die möglicherweise nicht für eine Operation oder Strahlentherapie geeignet sind. Vismodegib und Sonidegib können mehrere Nebenwirkungen hervorrufen, wobei Muskelkrämpfe, Geschmacksveränderungen und Haarausfall die häufigsten sind. Es ist wichtig, eine Schwangerschaft während der Therapie und für mehrere Monate nach Abschluss der Therapie zu vermeiden.

Prävention von Basalzellkarzinomen

Auch wenn es möglicherweise nicht möglich ist, alle Fälle von Basalzellkarzinom zu verhindern, können Sie Ihr Risiko mindern, indem Sie:

- **Sonnenschutz:** Vermeiden Sie Sonneneinstrahlung von 10 bis 16 Uhr.

- **Vermeidung von Solarium:** Vermeiden Sie Solarien.

- **Verwendung von Sonnenschutzmitteln:**Tragen Sie täglich Sonnenschutzmittel mit einem Lichtschutzfaktor von 30 oder höher auf und tragen Sie es alle zwei

Stunden erneut auf, wenn Sie im Freien sind oder Aktivitäten wie Schwimmen nachgehen.

- **Schutzkleidung:** Tragen Sie Kleidung mit integriertem Sonnenschutz (UPF), Hüte mit breiter Krempe und Sonnenbrillen.

- **Selbstuntersuchung der Haut:** Führen Sie eine monatliche Selbstuntersuchung durch, um ungewöhnliche Knoten oder Läsionen auf Ihrer Haut zu erkennen.

- **Jährliche Hausarztbesuche:** Ich suche eine jährliche Hauptuntersuchung bei einem Dermatologen.

- **Kontakt zum Gesundheitsdienstleister:** Wenden Sie sich an Ihren Arzt, wenn Sie Veränderungen an Ihrer Haut bemerken oder Fragen haben.

- **Verwendung von Nicotinamid:** Die Einnahme von Nicotinamid (Vitamin B3) in einer Dosierung von 500 Milligramm zweimal täglich kann das Risiko für die Entstehung neuer Basalzellkarzinome und Plattenepithelkarzinome verringern.

Prognose/Ausblick

Was Sie bei einem Basalzellkarzinom erwarten können

Die Prognose für Menschen mit der Diagnose Basalzellkarzinom (BCC) ist ausgezeichnet. BCC breitet sich selten auf andere Bereiche Ihres Körpers aus und verursacht Schäden.

Die Wahrscheinlichkeit, dass BCC nach der Entfernung wieder auftritt, ist gering. Wenn Sie durch eine frühere Behandlung eine neue Läsion um die Narbe herum bemerken, suchen Sie sofort Ihren Arzt auf.

Wann sollte man einen Arzt aufsuchen?

Es ist wichtig, immer dann einen Arzt zu kontaktieren, wenn Sie ein Hautproblem haben, das sich nicht von selbst löst. Wenn Sie neue Flecken auf Ihrer Haut entwickeln, wenn Ihr Muttermal größer wird oder wenn bei Ihnen Symptome wie Schmerzen oder Juckreiz im Zusammenhang mit dem Knoten oder der Läsion auf Ihrer Haut auftreten, wenden Sie sich an einen Arzt.

Fragen, die Sie Ihrem Arzt stellen sollten

- In welchem Stadium befindet sich meine Diagnose?

- Hat sich der Krebs auf andere Teile meines Körpers ausgebreitet?

- Muss ich einen Dermatologen aufsuchen?

- Gibt es Nebenwirkungen bei der von Ihnen empfohlenen Behandlung?

Zusätzliche FAQs zum Basalzellkarzinom

Was ist der Unterschied zwischen Basalzellkarzinom und anderen Krebsarten?

Das Basalzellkarzinom (BCC) ist eine häufige Hautkrebsart, die Ihre Gesundheit beeinträchtigen kann. Weitere Arten von Hautkrebs sind:

- **Plattenepithelkarzinom (SCC):** Dies ist nach BCC die zweithäufigste Hautkrebsart. Es wird durch die Überproduktion von Plattenepithelzellen in Ihrer Haut verursacht, die Krebstumoren bilden. Der häufigste Ort für die Bildung von Plattenepithelkarzinomen der Haut ist die der Sonne ausgesetzte Haut an Kopf und Hals, am Rumpf und an den Extremitäten.

- **Melanom:** Melanom ist eine Art von Hautkrebs, der in Melanozyten (Zellen) beginnt, die für die Pigmentierung Ihrer Haut verantwortlich sind.

Melanome kommen seltener vor als BCC oder SCC, können sich jedoch schnell im Körper ausbreiten, wenn sie nicht frühzeitig erkannt und behandelt werden.

Was ist eine Krebsvorstufe?

Aktinische Keratose (AK) ist keine Form von Hautkrebs. Es stellt das Wachstum von Zellen in der Epidermis dar, das durch längere Sonneneinstrahlung entsteht. Obwohl diese Erkrankung selbst gutartig (nicht krebsartig) ist, kann sie sich zu Hautkrebs, insbesondere Plattenepithelkarzinom, entwickeln. Aktinische Keratosen werden häufig an sonnenexponierten Stellen wie Kopf, Hals, Ohren, Lippen, Armen und Beinen beobachtet.

Die Entdeckung eines krebsartigen Knotens auf der Haut kann beunruhigend sein. Allerdings ist das Basalzellkarzinom (BCC) weit verbreitet und es gibt wirksame Behandlungen, um den Krebs schnell zu entfernen und Sie wieder in Ihren normalen Alltag zu versetzen. Um einem Basalzellkarzinom vorzubeugen, müssen Sie sich vor den UV-Strahlen der Sonne schützen und Solarien meiden. Wenn Sie neue Knoten oder Beulen auf Ihrer Haut bemerken, wenden Sie sich umgehend an Ihren Arzt, um ihn untersuchen und umgehend behandeln zu lassen.

Was passiert, wenn das Basalzellkarzinom unbehandelt bleibt?

Wenn Sie kein Basalzellkarzinom behandeln, kann der Hautkrebs langsam an Größe zunehmen und tiefere Gewebe wie Muskeln, Knochen und Knorpel befallen. Das Basalzellkarzinom kann schmerzhaft werden und Ulu zieren, was zu Blutungen und Infektionen führen kann.

In äußerst seltenen Fällen kann sich ein Basalzellkarzinom auf andere Körperteile ausbreiten und lebensbedrohliche Nebenwirkungen verursachen.

Gibt es Nebenwirkungen einer chirurgischen Behandlung?

Jede Art der chirurgischen Entfernung hinterlässt eine Narbe. Das Risiko einer Blutung oder Infektion ist gering.

Sektion 3

Plattenepithelkarzinom

Zelle

Karzinom

Plattenepithelkarzino m

Das Plattenepithelkarzinom ist eine Hautkrebsart, die durch eine Überproduktion von Plattenepithelkarzinomen in Ihrer Epidermis, der obersten Hautschicht, verursacht wird. Wenn Sie Ihre Haut den UV-Strahlen der Sonne aussetzen, besteht ein hohes Risiko, an Hautkrebs zu erkranken. Eine Behandlung zur Entfernung von Krebs führt zu einer positiven Prognose, wenn der Krebs frühzeitig erkannt und behandelt wird.

Das Plattenepithelkarzinom (SCC) oder kutane Plattenepithelkarzinom (CSCC) ist die zweithäufigste Form von Hautkrebs nach Basalzellkarzinom. Es beginnt in Plattenepithelzellen in der äußeren Hautschicht Epidermis. Normalerweise bilden sich Plattenepithelkarzinome an Hautstellen, die meistens der Sonne ausgesetzt sind, wie Kopf, Arme und Beine. Krebs kann sich auch in Bereichen Ihres Körpers bilden, in denen sich Schleimhäute befinden, die die innere Auskleidung Ihrer Organe und Körperhöhlen darstellen, beispielsweise in Ihrem Mund, Ihrer Lunge und Ihrem Anus.

Wer ist vom Plattenepithelkarzinom betroffen?

Plattenepithelkarzinome können jeden treffen. Sie sind am stärksten gefährdet, wenn Sie:

- Habe langfristig Sonnenaussetzung oder Sonnenschäden an Ihrer Haut in jungen Jahren.
- Haben Sie einen blassen Teint, blaue oder grüne Augen, blondes oder rotes Haar.
- 65 Jahre oder älter sind.
- Sie haben ein schwaches Immunsystem oder haben eine Organtransplantation erhalten.
- Hatte Kontakt mit Chemikalien (Zigaretten, Arsen).

Bei Personen, denen bei der Geburt ein männlicher Typ zugewiesen wurde (AMAB), ist die Wahrscheinlichkeit, ein Plattenepithelkarzinom zu entwickeln, etwa doppelt so hoch. Menschen über 50 erkranken am häufigsten an Plattenepithelkarzinomen, bei Menschen unter 50 ist die Inzidenz jedoch gestiegen.

Wie häufig kommt ein Plattenepithelkarzinom vor?

In den USA erhalten jedes Jahr über 1 Million Menschen die Diagnose Plattenepithelkarzinom. Die

SCC-Rate ist in den letzten 30 Jahren um etwa 200 % gestiegen.

Arten von Plattenepithelkarzinomen

Es gibt verschiedene Arten von Plattenepithelkarzinomen, je nachdem, wo und wie viel Krebs sich in Ihrem Körper befindet:

- **Haut:** Krebs, der nur die oberste Hautschicht befällt (in situ) oder Krebs, der sich über die oberste Hautschicht hinaus ausbreitet.

- **Metastasiert:** Krebs, der sich über die Haut hinaus auf andere Körperteile ausbreitet.

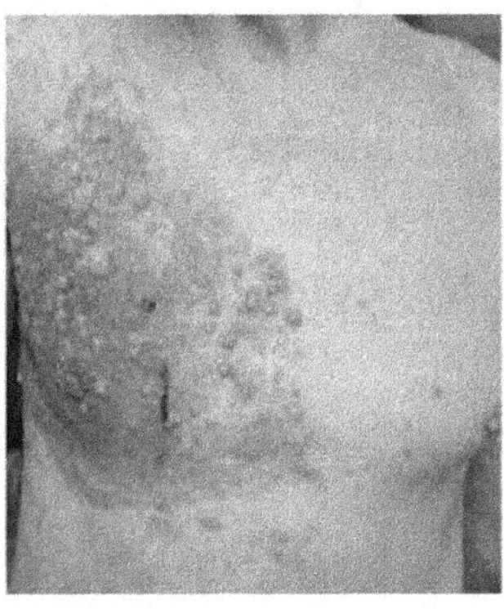

Cutaneous

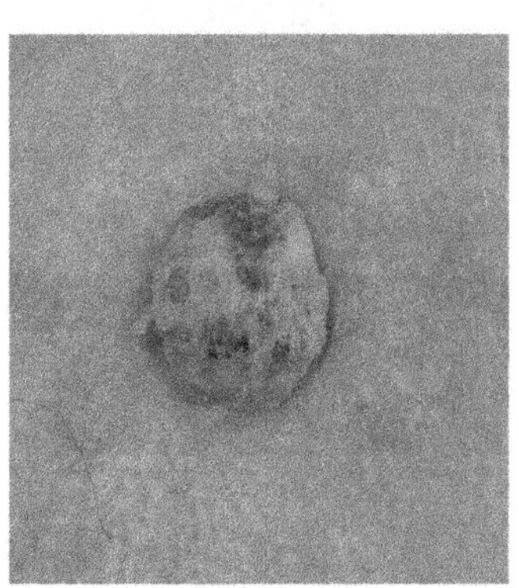

Metastatic

Symptome und Ursachen

Symptome eines Plattenepithelkarzinoms

Zu den Symptomen eines Plattenepithelkarzinoms gehören Hautveränderungen wie:

- Ein raues Gefühl, eine Beule oder Wucherung, die sich wie ein Schorf verkrusten und bluten kann.

- Eine Wucherung, die höher ist als die Haut um sie herum, aber in der Mitte nach unten sinkt (Depression).

- Eine Wunde oder Wunde, die nicht heilt, oder eine Wunde, die heilt und dann wiederkommt.

- Ein flacher, schuppiger und roter Hautbereich, der größer ist, etwa 2,5 Zentimeter.

Anzeichen eines Plattenepithelkarzinoms

Auf Ihrer Haut bilden sich krebsartige Beulen, Flecken oder Läsionen, die ein Zeichen für ein Plattenepithelkarzinom sein können, darunter:

- Eine Delle oder Beule, die sich trocken, juckend oder schuppig anfühlt oder eine andere Farbe haben kann als die Haut um sie herum (aktinische Keratose).

- Eine Läsion an Ihrer Unterlippe, bei der das Gewebe blass, trocken und rissig wird (Cheilitis). Dies kann zu einem brennenden Gefühl führen, wenn Sie der Sonne ausgesetzt sind.

- Weiße oder blasse Flecken in Ihrem Mund, auf Ihrer Zunge, Ihrem Zahnfleisch oder Ihren Wangen (Leukoplakie).

Standort an meinem Körperteil

Plattenepithelkarzinome können an jedem Körperteil auftreten, am häufigsten kommt es jedoch an folgenden Stellen vor:

- Haut.

- Mund, Zunge und Rachen (Magenkarzinom).

- Gesicht, Lippen, Nase,Ohren, Augenlider und Kopfhaut.

- Magen (Speiseröhre oder Epidermoidkarzinom).

- Hände, Arme und Beine.

- Analhöhle.

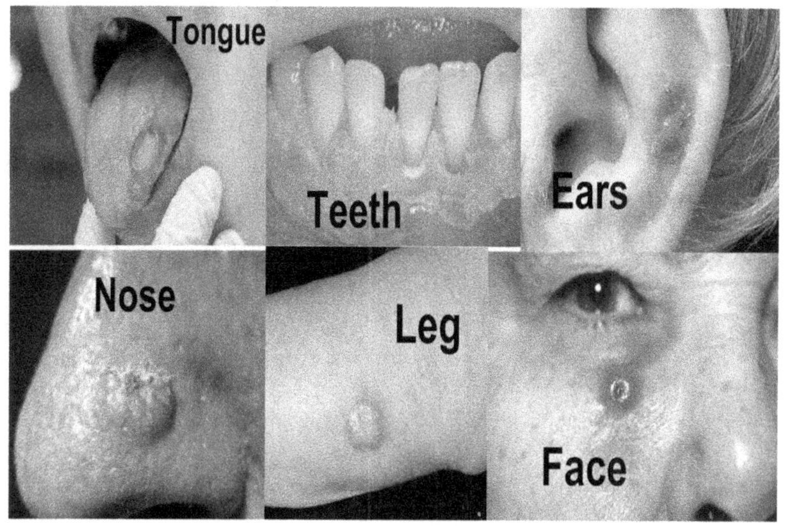

Verursacht Plattenepithelkarzinom

Eine Mutation zum*S. 53* Das Gen verursacht Plattenepithelkarzinome. Die häufigste Art und Weise, wie Sie. *53* Genmutationen entstehen durch ultraviolette (UV) Sonneneinstrahlung oder durch die Nutzung von Solarien in Innenräumen.

Der S. *53* Das Gen gibt Ihren Zellen Anweisungen zur Teilung und Replikation, um Zellen zu ersetzen, wenn sie das Ende ihrer Lebensdauer erreichen. Dein*S. 53* Das Gen ist ein Tumorsuppressor, was bedeutet, dass das Gen steuert, wie viel und wie oft Ihre Zellen neue Zellen bilden sollen. Zu viele Zellen bilden Tumore, die krebsartig sein können.

Eine Mutation zumS. 53 Gen bedeutet, dass Ihre Zellen nicht über die Anweisungen verfügen, die sie benötigen, um ihre Arbeit richtig zu erledigen. Infolgedessen teilen und vermehren sich Ihre Plattenepithelzellen zu oft, was zur Bildung von Tumoren (Beulen, Knoten oder Läsionen) in und auf Ihrem Körper führt.

Diagnose und Tests

Diagnose von Plattenepithelkarzinomen

Ihr Arzt wird den Bereich Ihres Körpers, in dem Sie Symptome haben, körperlich untersuchen und dabei insbesondere auf die Größe, Form und Lage des Knotenes oder der Läsion achten. Ihr Arzt wird Ihnen außerdem Fragen stellen, um mehr über Ihre Krankengeschichte und Ihre Symptome zu erfahren. Dazu können gehören:

- Wann haben Sie den Knoten oder die Läsion auf Ihrer Haut bemerkt?

- Hat sich die Größe dieses Knotens seit dem ersten Bemerken der Symptome verändert?

- Ist es schmerzhaft oder juckt es?

Klinische Tests zur Diagnose von Plattenepithelkarzinomen.

Nach Ihrer körperlichen Untersuchung bietet Ihr Arzt möglicherweise Tests zur Bestätigung einer Diagnose an, darunter:

- **Hautbiopsie:** Entnahme einer kleinen Probe des betroffenen Gewebes, um es unter einem Mikroskop zu untersuchen.

- **Bildgebende Tests (CT-Scan oder MRT):** Ihr Arzt wird einen bildgebenden Test verwenden, um die Größe Ihres Karzinoms unter Ihrer Haut zu bestimmen und um zu sehen, ob es sich auf andere Teile Ihres Körpers, insbesondere Ihre Lymphknoten, ausbreitet.

Stadien des Plattenepithelkarzinoms

Ihr Arzt wird Ihrer Diagnose ein Stadium zuordnen, um festzustellen, wie viel Krebs in Ihrem Körper vorhanden ist. Stages hilft Ihnen bei der Auswahl der für Sie richtigen Behandlung. Es gibt fünf Stadien des Plattenepithelkarzinoms:

- **Stufe 0:** Krebs kommt nur in der obersten Hautschicht (Epidermis) vor. Dies wird auch als Plattenepithelkarzinom in situ bezeichnet.

- **Stufe I (1):** Krebs befindet sich in den oberen und mittleren Schichten Ihrer Haut (Epidermis und Dermis).

- **Stufe II (2):** Krebs befindet sich in den oberen und mittleren Schichten Ihrer Haut und greift auf Ihre Nerven oder tiefere Hautschichten (Epidermis, Dermis und Unterhaut) zu.

- **Stufe III (3):** Der Krebs hat sich über Ihre Haut hinaus auf Ihre Lymphknoten ausgebreitet.

- **Stufe IV (4):** Der Krebs hat sich auf andere Teile Ihres Körpers und Ihrer Organe wie Leber, Lunge oder Gehirn ausgebreitet.

Verbreitet sich ein Plattenepithelkarzinom?

Das kutane Plattenepithelkarzinom breitet sich selten auf andere Körperteile aus (metastasiert). Wenn dies geschieht, geschieht dies schleichend und kann unbehandelt lebensbedrohlich sein. Wenn Sie Veränderungen an Ihrer Haut bemerken, wenden Sie sich sofort an Ihren Arzt.

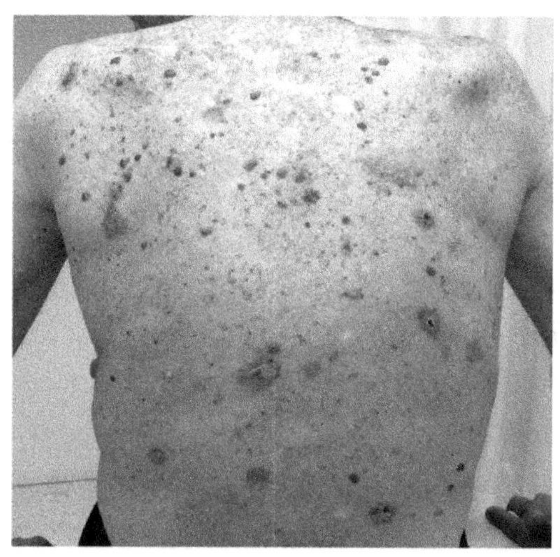

Management und Behandlung

Behandlung von Plattenepithelkarzinomen

Die Behandlung von Plattenepithelkarzinomen konzentriert sich auf die Entfernung von Krebs aus Ihrem Körper. Ihre Behandlungsmöglichkeiten variieren je nach Größe, Form und Lage Ihres Krebses und können Folgendes umfassen:

- **Kryochirurgie:** Einfrieren der Krebszellen, um sie zu zerstören.

- **Photodynamische Therapie (PDT):** Verwenden Sie blaues Licht und lichtempfindliche Mittel, um Krebs von Ihrer Haut zu entfernen.

- **Kürettage und Elektrodesikkation:** Abkratzen des Krebs Klumpens mit einem löffelartigen Instrument (Kürette) und anschließendes Verbrennen der Stelle mit einer elektrischen Nadel.

- **Exzision:** Schneiden Sie den Krebs aus Ihrer Haut und nähen Sie Ihre Haut wieder zusammen.

- **Mohs-Operation:** Entfernung von Krebs befallenen Hautschichten, am häufigsten bei Gesichtskrebs.

- **Systemische Chemotherapie:** Verwenden Sie wirksame Medikamente, um Krebszellen in Ihrem Körper zu zerstören.

Medikamente zur Behandlung von Plattenepithelkarzinomen

Wenn Sie an einem invasiven Plattenepithelkarzinom leiden oder wenn die chirurgische Entfernung Ihres Krebses für Sie nicht geeignet ist, kann Ihnen Ihr Arzt Medikamente zur Behandlung Ihrer Diagnose anbieten. Zu den Arzneimitteln könnten gehören:

- Hautcremes enthalten genauso oder 5-Fluorouracil helfen bei der Behandlung von Plattenepithelkarzinomen, die sich in der obersten Hautschicht (Epidermis) befinden.

- Cemiplima Bwlc (Lipayo®) ist eine Immuntherapie zur Behandlung fortgeschrittener Formen von Plattenepithelkarzinomen.

- Pembrolizumab (Keytruda®) ist eine Immuntherapie zur Behandlung von Plattenepithelkarzinomen, die nicht operativ behandelbar sind.

Prävention von Plattenepithelkarzinomen

Obwohl Sie nicht alle Arten von Plattenepithelkarzinomen verhindern können, können Sie Maßnahmen ergreifen, um Ihr Risiko zu verringern, indem Sie:

- Vermeiden Sie übermäßige Sonneneinstrahlung.

- Vermeiden Sie die Nutzung von Solarien.

- Verwenden Sie Sonnenschutzmittel, wenn Sie sich im Freien aufhalten.

- Tragen Sie Schutzkleidung und Zubehör vor der Sonne, einschließlich Sonnenbrillen, Hüte und Kleidung mit UPF-Schutz.

- Mit dem Rauchen aufhören.

- Vermeiden Sie es, sich Chemikalien auszusetzen, ohne persönliche Schutzausrüstung zu tragen.

Wenn Sie Veränderungen an Ihrer Haut bemerken, wenden Sie sich an Ihren Arzt oder besuchen Sie einen Dermatologe für eine professionelle Untersuchung.

Ausblick / Prognose

Was Sie bei einem Plattenepithelkarzinom erwarten können

Die meisten Fälle von Plattenepithelkarzinomen haben eine positive Prognose und eine ausgezeichnete Überlebensrate, wenn Sie eine frühe Diagnose erhalten. Eine frühzeitige Erkennung und Behandlung verhindert, dass der Tumor wächst und andere Körperteile schädigt.

Wenn Ihr Arzt Ihren Krebs entfernt, besteht die Möglichkeit, dass er in Zukunft wieder auftritt. Stellen Sie sicher, dass Sie sich an Ihren Arzt wenden, um sicherzustellen, dass Sie krebsfrei sind. Auch im Freien ist es wichtig, die Haut vor UV-Strahlen zu schützen.

Wenn Sie Ihren Arzt aufsuchen

Wenden Sie sich an Ihren Arzt, wenn:

- Sie haben irgendwelche Hautveränderungen, die Sie beunruhigen, einschließlich eines neuen Knotens, Muttermals oder einer Wunde, die nicht abheilt, oder Veränderungen an einem Muttermal oder einer Stelle, die Sie schon seit einiger Zeit haben.

- Sie müssen Ihren jährlichen Haut-Untersuchungstermin mit Ihrem Hautarzt vereinbaren.

- Sie haben Nebenwirkungen oder Komplikationen im Zusammenhang mit der Behandlung Ihres Plattenepithelkarzinoms, wie Schmerzen, Blutungen oder Juckreiz.

Fragen, die Sie Ihrem Arzt stellen sollten

- In welchem Stadium des Plattenepithelkarzinoms befinde ich mich?

- Brauche ich eine Operation, um Krebs aus meinem Körper zu entfernen?
- Muss ich einen Dermatologen aufsuchen?
- Gibt es Nebenwirkungen bei der Behandlung?

Zusätzliche FAQs zum Plattenepithelkarzinom

Was ist der Unterschied zwischen Plattenepithelkarzinom und Basalzellkarzinom?

Sowohl Plattenepithelkarzinome (SCC) als auch Basalzellkarzinom (BCC) sind Arten von Hautkrebs, die durch zu viel Sonneneinstrahlung (ultraviolette Strahlung) entstehen können. Eine Überproduktion von Plattenepithel- oder Basalzellen verursacht beide Erkrankungen. Plattenepithelkarzinome können sich wie BCC auf der Haut (Epidermis) bilden, Plattenepithelkarzinome können sich aber auch dort bilden, wo Schleimhäute am Körper vorhanden sind, also im Inneren von Mund, Rachen, Lunge und Genitalien.

Was ist ein Plattenepithelkarzinom in situ?

Das Plattenepithelkarzinom in situ wird auch als Morbus Bowen bezeichnet. Der Begriff „in situ" bedeutet, dass sich die Krebszellen nur in der obersten Hautschicht (Epidermis) befinden. Am häufigsten tritt die Bowen-Krankheit an sonnenexponierten Hautstellen auf, aber die Erkrankung kann auch auf der Haut in der Nähe Ihrer Nasenhöhle und Ihrer Genitalien auftreten, beispielsweise an Ihren Schamlippen oder Ihrer Vulva (Vulvakrebs).

Es kann beängstigend sein, einen neuen Knoten auf der Haut zu finden, der zu einer Krebsdiagnose führt. Aber die Behandlung von Plattenepithelkarzinomen ist wirksam bei der Entfernung von Krebs aus Ihrem Körper. Ergreifen Sie Maßnahmen zur Vorbeugung von Plattenepithelkarzinomen, indem Sie sich vor den UV-Strahlen der Sonne schützen. Rufen Sie Ihren Arzt an, wenn Sie neue Knoten oder Beulen auf Ihrer Haut entdecken, und lassen Sie diese sofort untersuchen und behandeln.

Welche Nebenwirkungen haben die Behandlungen von Plattenepithelkarzinomen?

Die häufigste Nebenwirkung der Behandlung von Plattenepithelkarzinomen sind kosmetische Veränderungen Ihrer Haut, wie Narbenbildung, nachdem Ihr Arzt den Krebs aus Ihrem Körper entfernt hat.

Wenn Sie zur Behandlung Ihrer Krebserkrankung Immuntherapeutika einnehmen, sprechen Sie mit Ihrem Arzt über die Nebenwirkungen der Medikamente.

Wie schnell werde ich mich nach der Behandlung besser fühlen?

Die Zeit, die Ihr Körper nach der Behandlung benötigt, um zu heilen, ist von Person zu Person unterschiedlich. Die Größe, Form und Ort beeinflussen auch Ihre Heilungszeit nach der Behandlung. Im Durchschnitt erholen sich die meisten Menschen innerhalb von zwei bis vier Wochen nach der Behandlung, um den Krebs aus ihrem Körper zu entfernen. Ihr Arzt wird sich einige Wochen nach der Behandlung mit Ihnen treffen, um sicherzustellen, dass Ihr Körper richtig heilt und dass die Behandlung den Krebs erfolgreich entfernt hat.

Sektion 4

Melanom

Hautkrebs

Melanom Hautkrebs

Das Melanom ist der invasivste Hautkrebs mit dem höchsten Sterberisiko. Obwohl es sich um einen schweren Hautkrebs handelt, ist er bei frühzeitiger Erkennung sehr gut heilbar. Vorbeugung und frühzeitige Behandlung sind von entscheidender Bedeutung, insbesondere wenn Sie helle Haut, blondes oder rotes Haar und blaue Augen haben.

Das Melanom, was „schwarzer Tumor" bedeutet, ist die gefährlichste Form von Hautkrebs. Es wächst schnell und hat die Fähigkeit, sich auf jedes Organ auszubreiten.

Melanome entstehen aus Hautzellen, den sogenannten Melanozyten. Diese Zellen produzieren Melanin, das dunkle Pigment, das der Haut ihre Farbe verleiht. Die meisten Melanome haben eine schwarze oder braune Farbe, einige sind jedoch rosa, rot, violett oder hautfarben.

Etwa 30 % der Melanome beginnen im Vorfeld Maulwürfe, aber der Rest beginnt bei normaler Haut. Daher ist es besonders wichtig, auf Hautveränderungen zu achten, da die meisten Melanome nicht als Muttermale entstehen. Wie viele Muttermale Sie haben, kann jedoch dabei helfen, das

Risiko Ihrer Haut für die Entwicklung eines Melanoms vorherzusagen.

Es ist wichtig zu wissen, ob Sie zu einer Hochrisikogruppe für die Entwicklung von Melanom-Hautkrebs gehören. Aufgrund der schnellen Wachstumsrate von Melanomen kann eine Verzögerung der Behandlung manchmal den Unterschied zwischen Leben und Tod bedeuten. Wenn Sie Ihr Risiko kennen, können Sie bei der Beobachtung von Hautveränderungen besonders wachsam sein und Hauptuntersuchungen durchführen lassen, da Melanome eine Heilungsrate von 99 % haben, wenn sie im Frühstadium erkannt werden. Eine frühzeitige Erkennung ist wichtig, da der Behandlungserfolg direkt von der Tiefe des Krebswachstums abhängt.

Wie häufig ist Melanom-Hautkrebs?

Das Melanom macht nur etwa 1 % aller Hautkrebserkrankungen aus, verursacht jedoch die große Mehrheit der durch Hautkrebs verursachten Todesfälle. Es ist eine der häufigsten Krebsarten bei jungen Menschen unter 30 Jahren, insbesondere bei jungen Frauen.

Die Melanom-Häufigkeit hat in den letzten 30 Jahren dramatisch zugenommen. Es ist allgemein anerkannt, dass die zunehmende Belastung durch ultraviolettes (UV) einer der Hauptgründe für diesen raschen Anstieg der Zahl der Melanom Fälle ist.

Wo kann ich ein Melanom an meinem Körper bekommen?

Sie können ein Melanom bekommen auf jeden Bereich Ihres Körpers. Melanome können sich sogar an Ihren Augen und inneren Organen bilden. Männer sind anfälliger für die Entwicklung eines Melanoms am Rumpf – oft am oberen Rücken. Frauen haben häufiger ein Melanom an den Beinen.

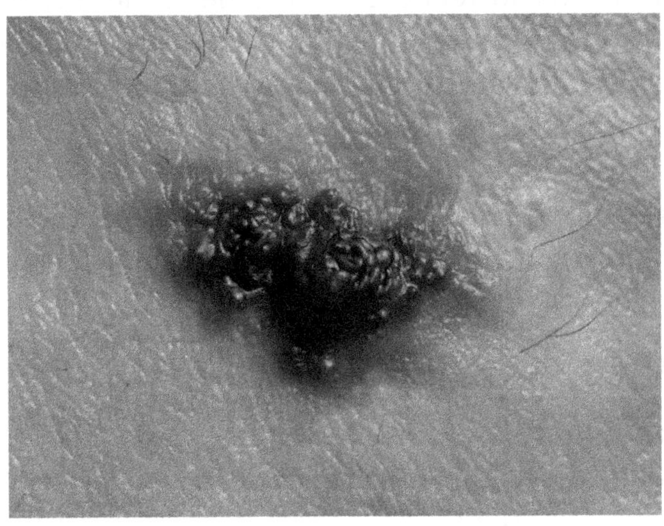

Symptome und Ursachen

Anzeichen und Symptome von Melanom-Hautkrebs

Es ist wichtig zu wissen, wie man Melanome erkennt, da frühe Melanome gut behandelbar sind. Melanome können als Muttermale, schuppige Stellen, offene Wunden oder erhabene Beulen auftreten.

Verwenden Sie das „ABCDE"-Speichergerät der American Academy of Dermatology, um die Warnzeichen dafür zu lernen, dass es sich bei einem Fleck auf Ihrer Haut um ein Melanom handeln könnte:

- **Asymmetrie:** Eine Hälfte passt nicht zur anderen Hälfte.

- **Grenze:** Die Kanten sind nicht glatt.

- **Farbe:** Die Farbe ist fleckig und ungleichmäßig, mit Schattierungen von Braun, Schwarz, Grau, Rot oder Weiß.

- **Durchmesser:** Der Fleck ist größer als die Spitze eines Radiergummis (6,0 mm).

- **Entwicklung:** Der Fleck ist neu oder verändert sich in Größe, Form oder Farbe.

Einige Melanome entsprechen nicht der ABCDE-Regel. Informieren Sie daher Ihren Arzt über alle Wunden, die nicht verschwinden, ungewöhnliche Beulen oder Ausschläge oder Veränderungen Ihrer Haut oder vorhandener Muttermale.

Ein weiteres Hilfsmittel zur Erkennung von Melanomen ist das hässliche Entlein-Zeichen. Wenn eines Ihrer Muttermale anders aussieht als die anderen, handelt es sich um das hässliche Entlein und es sollte von einem Dermatologen untersucht werden.

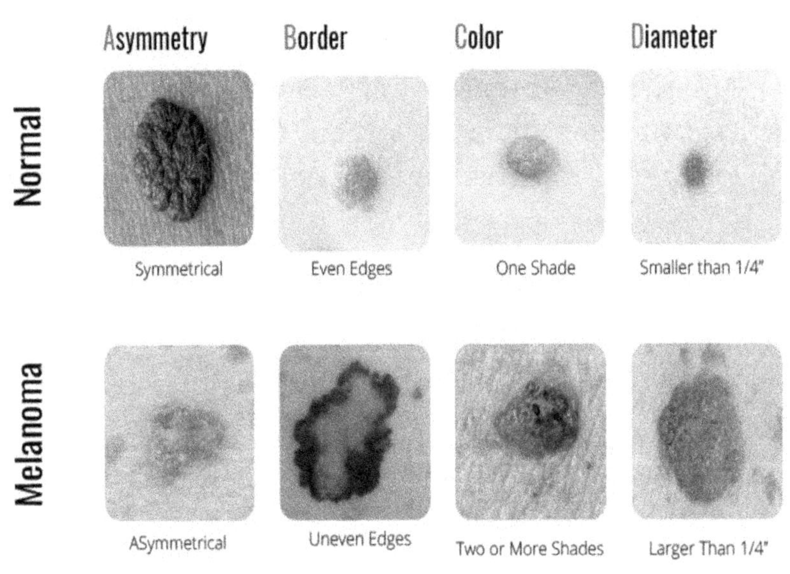

Evolving: be alert when a mole changes in appearance.

Ursachen von Melanom-Hautkrebs

Die meisten Experten sind sich einig, dass ein Hauptrisikofaktor für Melanome eine übermäßige Sonneneinstrahlung ist, insbesondere Sonnenbrände, wenn Sie jung sind. Statistiken zeigen, dass 86 % der Melanome durch ultraviolette (UV) Sonnenstrahlen verursacht werden. Wie verursacht die Sonne Hautkrebs? UV-Strahlung kann die DNA einer Zelle schädigen und zu Veränderungen an bestimmten Genen führen, die das Wachstum und die Teilung der Zellen beeinflussen. Die Gefahr von Problemen entsteht, wenn die DNA Ihrer Haut beschädigt ist und diese Zellen beginnen, sich zu vermehren.

Auch UV-Strahlung in Solarien erhöht das Melanomrisiko und wurde von der Weltgesundheitsorganisation als Karzinogen (krebserregend) eingestuft. Die Nutzung von Solarien kann in den Vereinigten Staaten mit über 6.000 Melanom Fällen pro Jahr in Zusammenhang stehen.

Obwohl jeder ein Melanom entwickeln kann, besteht ein erhöhtes Risiko für die Entwicklung der Krankheit bei Menschen mit:

- Eine persönliche Melanom Geschichte.
- Eine Familiengeschichte von Melanomen.

- Helle Haut, Sommersprossen, blondes oder rotes Haar und blaue Augen.

- Übermäßige Sonneneinstrahlung, einschließlich blasenbildender Sonnenbrände.

- Eine Adresse in der Nähe des Äquators oder in großen Höhen – der Aufenthalt an diesen Orten kann Ihre UV-Exposition erhöhen.

- Eine Geschichte der Solariumnutzung.

- Vor allem viele Muttermale, atypische Muttermale.

- Ein geschwächtes Immunsystem.

Melanome treten häufiger bei weißen Menschen auf, können aber bei Menschen aller Hauttypen auftreten. Menschen mit dunklerer Haut bekommen am häufigsten Melanome an Handflächen, Fußsohlen und Nägeln.

Diagnose und Tests

Diagnose von Melanom-Hautkrebs

Wenn Sie ein Muttermal oder eine andere verdächtige Stelle haben, entfernt Ihr Arzt diese möglicherweise und untersucht sie unter dem Mikroskop, um festzustellen, ob sie Krebszellen enthält. Dies nennt man Biopsie.

Nachdem Ihr Arzt die Ergebnisse der Hautbiopsie erhalten hat, die Hinweise auf Melanomzellen zeigen, besteht der nächste Schritt darin, festzustellen, ob sich das Melanom ausgebreitet hat. Dies wird als Inszenierung bezeichnet. Nach der Diagnose wird das Melanom anhand mehrerer Faktoren kategorisiert, beispielsweise der Ausbreitung, Tiefe und seinem Erscheinungsbild unter dem Mikroskop. Die Tumordicke ist das wichtigste Merkmal für die Vorhersage von Ergebnissen.

Melanome werden in die folgenden Stadien eingeteilt:

- **Stufe 0** (Melanom in situ): Das Melanom befindet sich nur in der obersten Hautschicht (der Epidermis).

- **Stufe I(1):** Primäres Melanom mit geringem Risiko und ohne Anzeichen einer Ausbreitung. Dieses Stadium ist im Allgemeinen durch eine Operation heilbar.

- **Stufe II(2):** Es sind Merkmale vorhanden, die auf ein höheres Risiko eines erneuten Auftretens hinweisen, es gibt jedoch keine Hinweise auf eine Ausbreitung.

- **Stufe III(3):** Das Melanom hat sich auf nahe gelegene Lymphknoten oder die nahegelegene Haut ausgebreitet.

- **Stufe IV(4):** Das Melanom hat sich auf weiter entfernte Lymphknoten oder die Haut ausgebreitet oder hat sich auf innere Organe ausgebreitet.

Klinische Tests zur Diagnose von Melanom-Hautkrebs Arten

Es gibt verschiedene Tests, mit denen Ihr Arzt Ihr Melanom einstufen kann. Ihr Arzt kann diese Tests durchführen:

- **Sentinel-Lymphknoten-Biopsie:** Bei Patienten mit Melanomen, die tiefer als 0,8 mm sind, bei denen sich unter dem Mikroskop Geschwüre bei Tumoren jeder Größe zeigen oder die unter dem Mikroskop weniger häufig vorkommen, kann eine Biopsie der Wächterlymphknoten erforderlich sein, um festzustellen, ob sich das Melanom ausgebreitet hat. Patienten, bei denen eine Sentinel-Lymphknoten-Biopsie diagnostiziert wurde, haben höhere Überlebensraten als Patienten, bei denen bei einer körperlichen Untersuchung ein Melanom in den Lymphknoten diagnostiziert wurde.

- **Computertomographie (CT)-Scan:** Ein CT-Scan kann zeigen, ob sich ein Melanom in Ihren inneren Organen befindet.

- **Magnetresonanztomographie (MRT)-Scan:** Mit einer MRT-Untersuchung wird nach Melanom Tumoren im Gehirn oder Rückenmark gesucht.

- **Positronen-Emissions-Tomographie (PET)-Scan:** Mit einem PET-Scan können Lymphknoten und andere Körperteile, die vom ursprünglichen Melanom-Hautfleck entfernt sind, auf Melanome untersucht werden.

- **Blut Arbeit:** Vor der Behandlung können Blutuntersuchungen zur Messung der Laktatdehydrogenase (LDH) durchgeführt werden. Weitere Tests umfassen Blutchemie Werte und Blut-Zellzahlen.

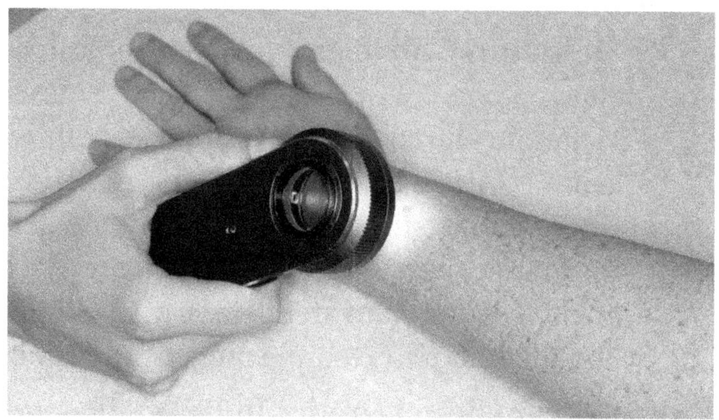

Management und Behandlung von Melanom-Hautkrebs

Ihre Melanombehandlung hängt vom Stadium des Melanoms und ihrem allgemeinen Gesundheitszustand ab.

Eine Operation ist in der Regel die Hauptbehandlung bei Melanomen. Bei dem Verfahren wird der Krebs und ein Teil der ihn umgebenden normalen Haut herausgeschnitten. Die Menge der gesunden gesunden Haut hängt von der Größe und Lage des Hautkrebses ab. Typischerweise kann die chirurgische Exzision (Entfernung) eines Melanoms unter örtlicher Betäubung in der Praxis des Hautarztes durchgeführt werden. In fortgeschritteneren Fällen können neben oder anstelle einer Operation auch andere Behandlungsarten erforderlich sein.

Behandlungen für Melanom-Hautkrebs:

- **Melanom Chirurgie:** Im Frühstadium besteht eine hohe Wahrscheinlichkeit, dass Ihr Melanom durch eine Operation geheilt werden kann. Normalerweise wird die Operation in einer Praxis durchgeführt. Dabei betäubt ein Dermatologe die Haut mit einem Lokalanästhetikum und entfernt das Melanom und die Ränder (gesunde umgebende Haut).

- **Lymphadenektomie:** In Fällen, in denen sich das Melanom ausgebreitet hat, kann die Entfernung der Lymphknoten in der Nähe der primären Diagnosestellung erforderlich sein. Dadurch kann die Ausbreitung auf andere Bereiche Ihres Körpers verhindert werden.

- **Metastasektomie:** Mit der Metastasektomie werden kleine Melanomstücke aus Organen entfernt.

- Gezielte Krebstherapie: Bei dieser Behandlungsmöglichkeit werden Medikamente eingesetzt, um bestimmte Krebszellen anzugreifen. Dieser „gezielte" Ansatz geht auf Krebszellen ein und lässt gesunde Zellen unberührt.

- **Strahlentherapie:** Die Strahlentherapie umfasst Behandlungen mit energiereichen Strahlen, um Krebszellen anzugreifen und Tumore zu verkleinern.

- **Immuntherapie**: Bei der Immuntherapie wird das eigene Immunsystem angeregt, um Krebs zu bekämpfen.

Einige Patienten mit Hautkrebs können an einer klinischen Studie teilnehmen. Eine klinische Studie ist ein Forschungsprogramm, das mit Patienten durchgeführt wird, um eine medizinische Behandlung, ein Medikament oder ein Gerät zu bewerten.

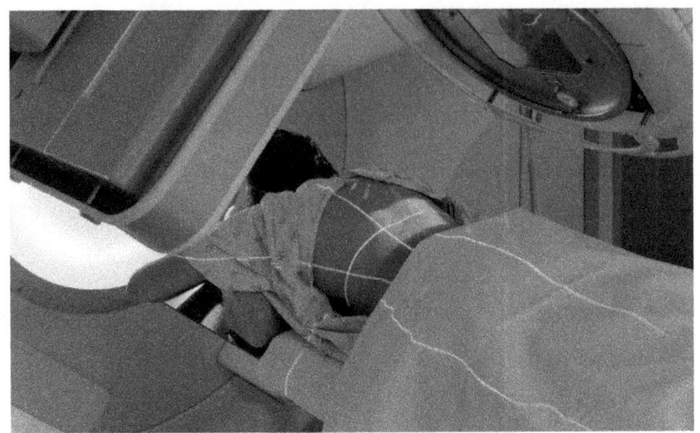

Strahlentherapie

Prävention von Melanom-Hautkrebs

Kann Melanom verhindert werden?

Sie können Ihr Melanomrisiko verringern, indem Sie davor schützen, übermäßige Sonne und Sonnenbrand zu schützen.

- Vermeiden Sie die Sonne und suchen Sie Schatten auf, insbesondere zwischen 10 und 16 Uhr.

- Benutzen Sie kein Solarium. Verwenden Sie stattdessen ein Spray Tan (Kosmetikprodukt).

- Tragen Sie nach Möglichkeit Hüte mit Krempe, Sonnenbrillen, langärmelige Hemden und Hosen.

- Verwenden Sie ein Breitband-Sonnenschutzmittel mit einem Hautschutzfaktor (LSF) von 30 oder höher und tragen Sie es häufig erneut auf, normalerweise alle 1,5 Stunden oder öfter, wenn Sie schwimmen oder schwitzen.

- Verwenden Sie einen Lippenbalsam mit Sonnenschutz.

- Vergessen Sie nicht, bei Kleinkindern und Säuglingen ab 6 Monaten Sonnenschutzmittel aufzutragen.

Eine frühzeitige Erkennung ist wichtig, um die mit einem Melanom verbundenen Risiken zu minimieren. Informieren Sie Ihren Arzt unbedingt über alle neuen oder sich verändernden Muttermale, Wunden oder Hautverfärbungen. Bitten Sie Ihren Arzt außerdem, routinemäßig eine Gesamtuntersuchung durchzuführen, Hautuntersuchung , um nach Anzeichen von Hautkrebs zu suchen.

Ernährung als wichtiger Faktor zur Krebsvermeidung

Die American Cancer Society befürwortet im Rahmen eines gesunden Plans zur Vermeidung aller Krebsarten eine pflanzliche Ernährung anstelle einer tierischen Ernährung. Es gibt zunehmend Hinweise darauf, dass Pflanzen im Kampf gegen Krebs eine starke Wirkung haben, weil sie nahrhaft, cholesterinfrei und ballaststoffreich sind.

Es besteht kein Zweifel, dass eine gesunde Ernährung Ihr Immunsystem schützen kann. Ein starkes Immunsystem ist wichtig, um Ihren Körper bei der Bekämpfung von Krankheiten zu unterstützen. Einige Untersuchungen haben gezeigt, dass eine mediterrane Ernährung eine gesunde Wahl ist, die dazu beitragen kann, die Entstehung von Krebs zu verhindern. Sprechen Sie mit Ihrem Arzt über die Rolle, die Lebensmittel bei der Senkung Ihres Krebsrisikos spielen.

Zu den gesunden Lebensmitteln für Haut und Immunsystem, die Sie in Betracht ziehen sollten, gehören:

- **Tägliches Teetrinken:** Die Polyphenole (in Pflanzen vorkommende Antioxidantien) im Tee tragen zur Stärkung Ihres Immunsystems bei. Grüner Tee enthält mehr Polyphenole als schwarzer Tee.

- **Hoher Gemüsekonsum:** Der Verzehr von Karotten, Kreuzblütlern und Blattgemüse ist mit der Vorbeugung von kutanen (invasiven) Melanom verbunden.

- **Wöchentlicher Fischverzehr:** Studienteilnehmer, die wöchentlich Fisch aßen, schienen im Vergleich zu denen, die nicht wöchentlich Fisch aßen, die Entwicklung der Krankheit zu vermeiden.

Nach jahrelanger Debatte unter Dermatologen über die schützende Wirkung von Antioxidantien bei der Vorbeugung von Hautkrebs zeigen neuere Forschungsergebnisse einen Zusammenhang zwischen der Aufnahme von Antioxidantien aus frischen Lebensmitteln und dem Ausbleiben der Krankheit. Antioxidantien in Nahrungsergänzungsmitteln haben sich bei der Vorbeugung von Hautkrebs nicht als wirksam erwiesen. Heutzutage empfehlen immer mehr Dermatologen eine Ernährung, die reich an vollwertigen, antioxidativen Lebensmitteln ist.

Prognose / Ausblick

Was Sie bei Melanom-Hautkrebs erwarten oder worauf Sie achten müssen

Die meisten Krebsarten können geheilt werden, wenn sie behandelt werden, bevor sie sich ausbreiten können. Allerdings können fortgeschrittenere Fälle von Melanomen tödlich sein. Je früher Hautkrebs erkannt und entfernt wird, desto besser sind Ihre Chancen auf eine vollständige Genesung.

Wann sollten Sie Ihren Arzt anrufen?

Bei folgenden Beschwerden sollten Sie eine Hautuntersuchung durch einen Arzt durchführen lassen:

- Eine persönliche Vorgeschichte von Hautkrebs oder atypischen Muttermalen (Nävi).

- Eine Familiengeschichte von Hautkrebs.

- Als junger Mensch war er in der Vergangenheit intensiv der Sonne ausgesetzt und hatte schmerzhafte oder blasenbildende Sonnenbrände.

- Neue oder zahlreiche große Muttermale.

- Ein Muttermal, das sich in Größe, Farbe oder Form verändert.

- Jedes Muttermal, das juckt, blutet oder empfindlich ist.

Eine Mitteilung der Cleveland Clinic

Die Diagnose Melanom kann beängstigend sein. Beobachten Sie Ihre Haut und Muttermale auf Veränderungen und sehen Sie Ihren Arzt regelmäßig Hauptuntersuchungen durchführen, insbesondere wenn Sie hellhäutig sind. Dadurch haben Sie die besten Chancen, ein Melanom frühzeitig zu erkennen, wenn es am besten behandelbar ist.

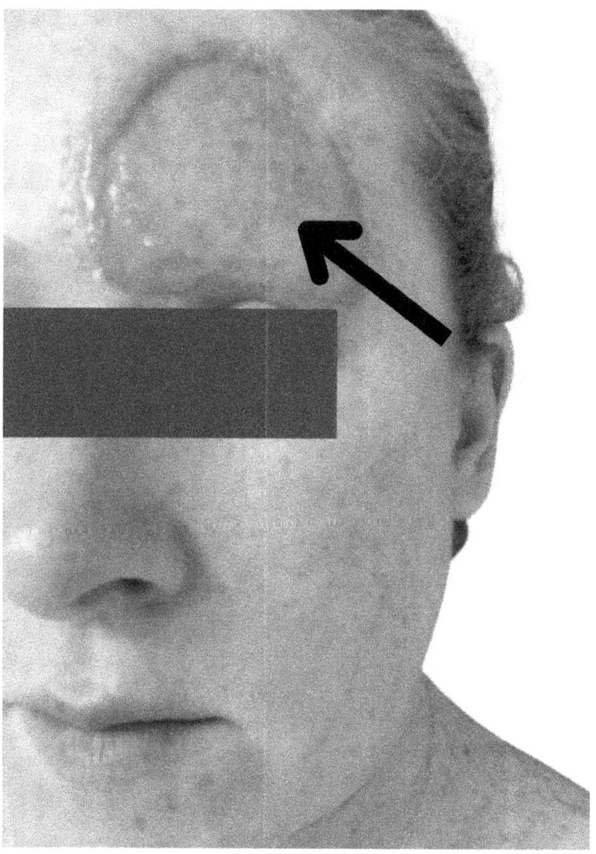

Abschnitt 5

Maulwürfe

Hautmaulwurf

Ein Muttermal auf Ihrer Haut wird auch als Nävus oder Schönheitsfleck bezeichnet. Muttermale kommen sehr häufig vor und die meisten sind harmlos. Sie sind nicht ansteckend und sollten nicht schmerzen, jucken oder bluten. Ein Maulwurf kann bis zu 50 Jahre überleben. Wenden Sie sich an Ihren Hausarzt oder Dermatologen, wenn Sie den Verdacht haben, dass ein Muttermal abnormal ist.

Deine Haut ist das größte Organ Ihres Körpers. Hautmale (ein „Nävus" oder „Nävi" sind die medizinischen Begriffe) sind Wucherungen auf Ihrer Haut, deren Farbe von Ihrem natürlichen Hautton bis hin zu Braun oder Schwarz reicht. Muttermale können überall auf Ihrer Haut oder Ihren Schleimhäuten einzeln oder in Gruppen auftreten.

Die meisten Hautmale treten im frühen Kindesalter und in den ersten 20 Lebensjahren auf. Es ist normal, dass ein Mensch im Erwachsenenalter zwischen 10 und 40 Muttermale hat.

Der Lebenszyklus eines durchschnittlichen Maulwurfs beträgt etwa 50 Jahre. Im Laufe der Jahre verändern sich Muttermale normalerweise langsam, werden erhaben und haben eine hellere Farbe. Oft bilden sich Haare auf dem Muttermal. Manche Muttermale verändern sich überhaupt nicht, andere verschwinden mit der Zeit langsam.

Welche Arten von Hautmalen gibt es?

- **Gemeinsame Nävi:** Dies ist ein normales Muttermal, eine kleine Wucherung auf Ihrer Haut, die rosa, braun oder braun ist und einen deutlichen Rand hat.

- **Angeborene Nävi:** Dies sind Muttermale, die bei Ihrer Geburt auf Ihrer Haut entdeckt wurden. Angeborene Nävi tritt bei etwa einem von 100 Menschen auf. Es ist wahrscheinlicher, dass sich diese Muttermale entwickeln Melanom als Muttermale, die nach der Geburt erscheinen. Wenn Ihr Hautfleck einen Durchmesser von mehr als acht Millimetern hat, besteht ein höheres Krebsrisiko.

- **Dysplastische Nävi:** Diese Muttermale sind größer als ein Radiergummi und unregelmäßig geformt. Die dysplastische Nävi tendiert zu einer Unebenheit Farbe mit dunkelbrauner Mitte und helleren, unebenen Rändern. Diese Muttermale sind in der Regel erblich (vererbt) und Menschen, die sie haben, können mehr als 100 Muttermale haben. Wenn Sie dysplastische Nävi haben, besteht ein höheres Risiko, dass sich ein bösartiges (krebsartiges) Melanom entwickelt. Jede Veränderung eines Muttermals sollte von einem Dermatologen auf Hautkrebs untersucht werden.

Wie häufig kommen Muttermale vor?

Maulwürfe kommen sehr häufig vor. Die meisten Menschen haben etwa 10 bis 40 davon.

Wo kommen Muttermale am häufigsten vor?

Die meisten Muttermale wachsen an Körperstellen, die Sonnenlicht (ultravioletter Strahlung) ausgesetzt sind. Möglicherweise stellen Sie fest, dass Sie mehr Muttermale bekommen, je länger Sie in der Sonne sind.

Sind Muttermale ansteckend?

Nein, Muttermale sind nicht ansteckend.

Machen Muttermale weh?

Wenn Ihre Hautmale empfindlich oder schmerzhaft sind, müssen Sie einen Dermatologen aufsuchen.

Jucken Muttermale?

Wenn Ihre Hautmale jucken, müssen Sie einen Dermatologen aufsuchen.

Ist es normal, dass Muttermale bluten?

Wenn Ihre Muttermale bluten, müssen Sie einen Dermatologen aufsuchen.

Sind pigmentierte Läsionen dasselbe wie Muttermale?

A "pigmentierte Läsion„ ist ein allgemeiner Begriff, der normale Muttermale, Sonnenflecken oder Sommersprossen umfasst Altersflecken (Lentigines). Während die meisten pigmentierten Läsionen nicht zu Krebs werden, sollten Sie bei vielen Läsionen oder ungewöhnlichen Läsionen regelmäßig einen Dermatologen für eine vollständige Untersuchung aufsuchen. Durch regelmäßige Überwachung kann der Dermatologe Veränderungen in Läsionen erkennen, die „verdächtig" aussehen. Eine Veränderung kann eine Hautbiopsie (Entnahme einer Probe des Muttermals zur detaillierten Untersuchung unter dem Mikroskop) erforderlich machen, die dabei helfen kann, festzustellen, ob es sich bei der Läsion um ein gutartiges (gutartiges), Melanom oder eine andere Art von Hautkrebs handelt.

Was bedeutet es, wenn ich nach dem 30. Lebensjahr ein neues Muttermal haben?

Seien Sie immer vorsichtig, wenn Sie über 30 Jahre alt sind und einen neuen Leberfleck finden. Es ist wahrscheinlich harmlos, aber Sie sollten trotzdem Ihren Arzt aufsuchen.

Symptome und Ursachen

Verursacht Hautflecken

Muttermale entstehen, wenn Zellen in Ihrer Haut in Gruppen wachsen, anstatt sich über die Haut zu verteilen. Die meisten Muttermale bestehen aus Zellen, die Melanozyten genannt werden und das Pigment bilden, das Ihrer Haut ihre natürliche Farbe verleiht.

Risikofaktoren für Hautmale

Übermäßiges Sonnenlicht.

Was macht Muttermale auf der Haut dunkler?

Muttermale können nach Sonneneinstrahlung, während der Schwangerschaft und in der Pubertät dunkler werden. Während der Schwangerschaft verändern sich Muttermale aufgrund hormoneller Effekte oft gleichmäßig. Sie können beispielsweise dunkler werden oder größer werden. Wenn sich ein Muttermal jedoch unregelmäßig oder ungleichmäßig verändert, lassen Sie es von einem Dermatologen untersuchen.

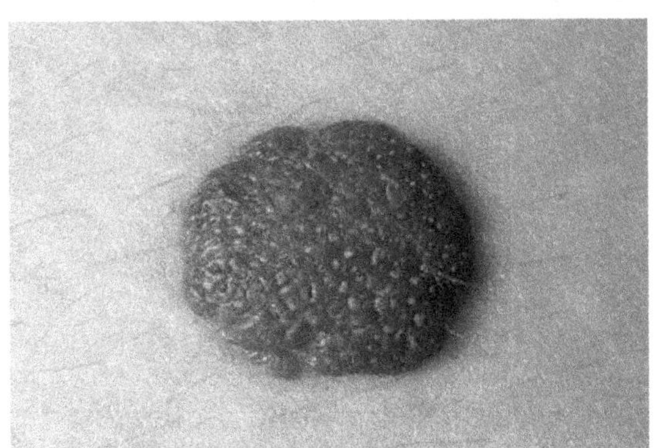

Diagnose und Tests

Warum sollte ich meine Haut auf Muttermale untersuchen?

Die Haut ist das größte Organ des menschlichen Körpers und eines der wenigen Organe, die man sehen kann. Für Ihre Gesundheit ist es wichtig, proaktiv Hautkrebs vorzubeugen. Dies gilt insbesondere dann, wenn:

- Du hast helle Haut.
- Sie haben viele Muttermale an Ihrem Körper.

- Ihre unmittelbaren Familienangehörigen haben viele Muttermale, atypische Muttermale oder eine Vorgeschichte von Hautkrebs.

Neben der Begrenzung Ihrer Sonneneinstrahlung und der täglichen Verwendung von Sonnenschutzmitteln erhöht die Untersuchung Ihrer Muttermale die Chancen auf eine frühzeitige Erkennung und Behandlung von Melanomen und anderen Arten von Hautkrebs.

Dermatologen(Ärzte, die Hautexperten sind) empfehlen, dass Sie Ihre Haut jeden Monat untersuchen. Die meisten Muttermale sind gutartig (nicht krebsartig). Wenn Sie Veränderungen in der Farbe oder im Aussehen eines Muttermals bemerken, lassen Sie Ihr Muttermal von einem Dermatologen untersuchen. Sie sollten Muttermale auch untersuchen lassen, wenn sie bluten, nässen, jucken, schuppig erscheinen oder empfindlich oder schmerzhaft werden.

Worauf Sie bei der Untersuchung Ihrer Hautmale achten sollten

Die meisten Hautmale sind gutartig (nicht krebsartig). Von medizinischer Bedeutung sind Muttermale, die anders aussehen als andere vorhandene Muttermale an Ihrem Körper (sogenanntes „hässliches Entlein-Zeichen") oder solche, die nach dem 30. Lebensjahr auf Ihrer Haut erscheinen. Wenn Sie

Veränderungen in der Farbe eines Muttermals bemerken, Dicke, Größe oder Form, sollten Sie einen Dermatologen aufsuchen. Sie sollten Ihre Muttermale auch untersuchen lassen, wenn sie bluten, nässen, jucken, schuppen oder empfindlich oder schmerzhaft werden.

Untersuchen Sie Ihre Haut mit einem Spiegel oder bitten Sie jemanden, Ihnen zu helfen. Achten Sie besonders auf Hautbereiche, die häufig der Sonne ausgesetzt sind, wie Gesicht, Hände, Beine (besonders bei Frauen), Arme, Brust und Rücken (besonders bei Männern).

Die ABCDEs sind wichtige Anzeichen für Muttermale, die krebsartig sein können. Wenn ein Muttermal eines der unten aufgeführten Anzeichen aufweist, lassen Sie es sofort von einem Dermatologen untersuchen:

- **Asymmetrie:** Wenn eine Hälfte Ihres Hautmals nicht mit der anderen Hälfte übereinstimmt.

- **Grenze:** Wenn der Rand oder die Ränder Ihrer Muttermals ausgefranst, verschwommen oder unregelmäßig sind.

- **Farbe:** Wenn die Farbe Ihres Muttermals nicht überall gleich ist oder mehrere Schattierungen wie Hellbraun, Braun, Schwarz, Blau, Weiß oder Rot aufweist.

- **Durchmesser:** Wenn der Durchmesser Ihres Muttermals größer ist als der Radiergummi eines Bleistifts.

- **Höhe/Entwicklung:** Wenn sich Ihr Muttermal erhöht, nachdem es flach war, oder es sich innerhalb kurzer Zeit verändert.

Der häufigste Ort für Melanome bei Männern ist der Rücken; bei Frauen ist es der Unterschenkel. Das Melanom ist die häufigste Krebserkrankung bei Frauen im Alter von 25 bis 29 Jahren.

Wie stellt ein Dermatologe fest, ob Muttermale ein Problem darstellen?

Normale (gutartige) Hautmale müssen nicht entfernt werden (damit bleibt eine Narbe zurück).

Wenn Ihr Hautarzt feststellt, dass das Muttermal Anlass zur Sorge gibt, führt er oder sie eine Untersuchung durch Hautbiopsie. Dabei wird eine kleine Probe des Muttermals entnommen und unter dem Mikroskop untersucht. Eine Diagnose kann in der Regel in weniger als einer Woche gestellt werden. Wenn sich herausstellt, dass das Muttermal krebsartig ist, muss es so komplett entfernt werden.

Wenn Sie befürchten, dass sich ein Muttermal verändert, oder wenn Sie besorgniserregende

Anzeichen bemerken, wenden Sie sich bitte an Ihren Hausarzt, um das Muttermal untersuchen zu lassen.

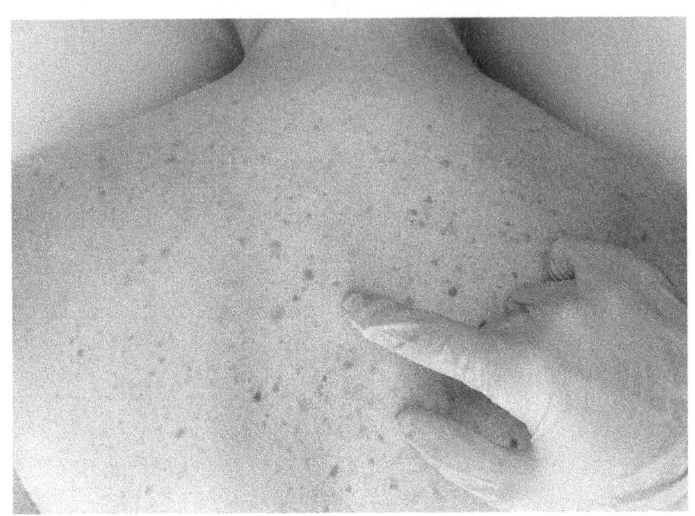

Management und Behandlung von Haut Malen

Wer behandelt/verwaltet Maulwürfe?

Ihr üblicher Arzt überweist Sie möglicherweise an einen Dermatologen, einen auf Haut spezialisierten Gesundheitsdienstleister.

Sollten Haut Maulwürfe entfernt werden?

Ein normaler Haut Fleck muss nicht entfernt werden. Wenn Sie sich für die Entfernung entscheiden, wird wahrscheinlich eine Narbe zurückbleiben.

Wie werden Hautflecken entfernt?

Versuchen Sie nicht, ein Muttermal selbst zu entfernen, auch wenn Sie ein rezeptfreies Produkt verwenden, das brennt oder gefriert, oder Laser verwendet, um Hautwucherungen wie Hautflecken, Muttermale und Sommersprossen zu entfernen. Sie könnten nicht nur eine Infektion bekommen, sondern auch unwissentlich ein Melanom (Hautkrebs) entfernen. Hautkrebs kann sich auf andere Organe ausbreiten, wenn er nicht frühzeitig erkannt wird. Eine Möglichkeit, ihn zu erkennen, besteht darin, ein abnormales Muttermal zu identifizieren.

Welche Möglichkeiten gibt es, Muttermale zu Hause zu behandeln?

Gesundheitsdienstleister empfehlen, dass Sie Ihre Muttermale nicht zu Hause behandeln lassen. Wenn Sie Bedenken haben, sprechen Sie mit einem Dermatologen.

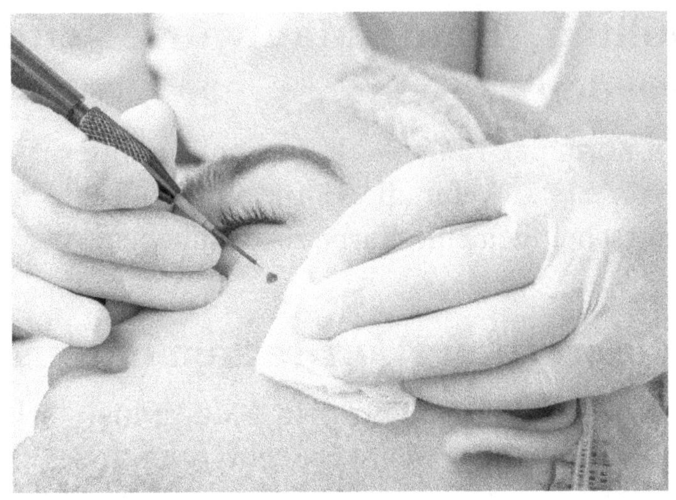

Vorbeugung von Hautflecken

Können Muttermale verhindert werden?

Muttermale sind natürliche Hautwucherungen, die nicht verhindert werden können. Sie können jedoch proaktiv Hautkrebs vorbeugen (oder ihn frühzeitig erkennen), indem Sie:

- Begrenzen Sie die Menge an Sonnenlicht, die Sie erhalten.

- Tragen Sie jeden Tag Sonnenschutzmittel.

- Untersuchen Sie Ihre Muttermale mindestens einmal im Monat auf Unregelmäßigkeiten.

Für Ihre Gesundheit ist es wichtig, proaktiv Hautkrebs vorzubeugen. Dies gilt insbesondere dann, wenn:

- Du hast helle Haut.

- Sie haben viele Muttermale an Ihrem Körper.

- Ihre unmittelbaren Familienangehörigen haben viele Muttermale, atypische Muttermale oder eine Vorgeschichte von Hautkrebs.

Neben der Begrenzung Ihrer Sonneneinstrahlung und der täglichen Verwendung von Sonnenschutzmitteln erhöht die Untersuchung Ihrer Muttermale die Chancen auf eine frühzeitige Erkennung und Behandlung von Melanomen und anderen Arten von Hautkrebs.

Dermatologen empfehlen, dass Sie Ihre Haut jeden Monat untersuchen. Die meisten Muttermale sind gutartig (nicht krebsartig). Wenn Sie Veränderungen in der Farbe oder im Aussehen eines Muttermals bemerken, lassen Sie Ihr Muttermal von einem Dermatologen untersuchen. Sie sollten Muttermale auch untersuchen lassen, wenn sie bluten, nässen, jucken, schuppig erscheinen oder empfindlich oder schmerzhaft werden.

So untersuchen Sie Ihre Haut auf Muttermale

- Führen Sie jeden Monat Selbstuntersuchungen der Haut durch. Am besten untersuchen Sie Ihre Haut nach dem Baden oder Duschen, während Ihre Haut noch feucht ist.

- Verwenden Sie einen Ganzkörperspiegel (falls vorhanden) sowie einen Handspiegel für eine genauere Betrachtung. Bitten Sie ein Familienmitglied, falls verfügbar, um Hilfe bei schwierigeren Stellen, wie z. B. Ihrem Rücken.

- Versuchen Sie, sich jeden Monat auf die gleiche Weise zu untersuchen, um keine Bereiche zu übersehen. Beginnen Sie am Kopf und arbeiten Sie sich nach unten vor. Schauen Sie sich alle Bereiche Ihres Körpers an (einschließlich der Vorder-, Rückseite und Seiten jedes Bereichs sowie Ihrer Finger- und Zehennägel). Überprüfen Sie auch unbedingt die „verborgenen" Bereiche: zwischen Ihren Fingern und Zehen, Ihrer Leistengegend, Ihren Fußsohlen und die Kniekehlen.

- Vergessen Sie nicht, Ihre Kopfhaut und Ihren Hals gründlich auf Muttermale zu untersuchen.

- Behalten Sie den Überblick über alle Muttermale an Ihrem Körper und wie sie aussehen. Machen Sie ein Foto mit einem Lineal darin und datieren Sie es. So bemerken Sie, wenn sich die Muttermale verändern. Wenn Sie sich in irgendeiner Weise verändern (in Farbe, Form, Größe, Rand usw.) oder wenn Sie eine Wunde entwickeln, die nicht heilt, sollten Sie einen Dermatologen aufsuchen. Lassen Sie auch alle neuen Muttermale, die Sie für verdächtig halten, von Ihrem Hautarzt untersuchen.

Sie sollten immer misstrauisch gegenüber einem neuen Muttermal sein, das sich nach dem 30. Lebensjahr entwickelt. Viele der Wucherungen, die nach dem 30. Lebensjahr auftreten, sind eher harmlose altersbedingte Wucherungen als Muttermale; Wenn Sie jedoch ein neues Wachstum bemerken, sollten Sie Ihren Hautarzt aufsuchen. Er oder sie wird das Wachstum untersuchen und bei Bedarf eine Hautbiopsie durchführen.

Muttermale können sich auf allen Hautoberflächen (Haut) und Schleimhautoberflächen (Mund, Augen, Genitalien) entwickeln. Wenn Sie an einem Melanom erkrankt sind (oder in Ihrer Familie häufig an Melanomen erkrankt sind), sollten Sie zusätzlich zu den Routineuntersuchungen durch einen

Dermatologen jährliche Kontrolluntersuchungen bei einem Zahnarzt, Augenarzt (Augenarzt) und einem Gynäkologen durchführen lassen, um in diesen nach Muttermalen zu suchen besondere Orte.

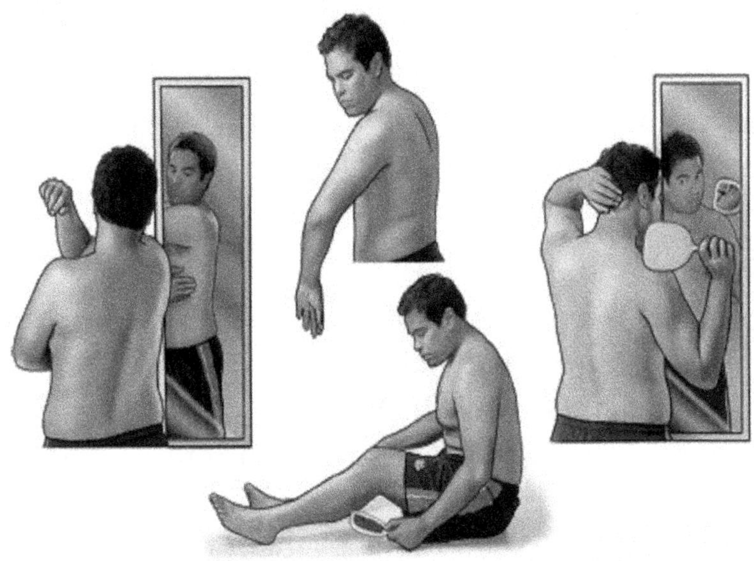

Prognose / Ausblick

Was sind die Komplikationen von Muttermalen?

Die schwerwiegendste Komplikation besteht darin, dass sich einige Muttermale in ein Melanom verwandeln können.

Wie lange werde ich Hautmale haben?

Maulwürfe können bis zu 50 Jahre überleben.

Können Hautmale von selbst verschwinden?

Ja. 50 Jahre sind ungefähr die maximale Lebenserwartung eines Maulwurfs.

So pflegen Sie Ihre Hautmale

Sie müssen Ihre Muttermale nicht anders behandeln als den Rest Ihrer Haut, außer dass Sie sie mindestens einmal im Monat untersuchen.

Die meisten Menschen bekommen Muttermale.
Sie sind häufig, normal. Maulwürfe sind fast
immer harmlos. Halten Sie einfach Ausschau
nach etwaigen Unregelmäßigkeiten, indem Sie
einmal im Monat nachsehen oder jemanden,
dem Sie vertrauen, für Sie überprüfen lassen.
Denken Sie daran: Wenn ein Muttermal eines
der unten aufgeführten Anzeichen aufweist,
lassen Sie es sofort untersuchen:

- **Asymmetrie:** Wenn eine Hälfte Ihres
  Hautmals nicht mit der anderen Hälfte
  übereinstimmt.

- **Grenze:** Wenn der Rand oder die Ränder
  Ihrer Muttermals ausgefranst,
  verschwommen oder unregelmäßig sind.

- **Farbe:** Wenn die Farbe Ihres Muttermals
  nicht überall gleich ist oder mehrere
  Schattierungen wie Hellbraun, Braun,
  Schwarz, Blau, Weiß oder Rot aufweist.

- **Durchmesser:** Wenn der Durchmesser
  Ihres Muttermals größer ist als der
  Radiergummi eines Bleistifts.

- **Höhe/Entwicklung:** Wenn sich Ihr Muttermal erhöht, nachdem es flach war, oder es sich im Laufe der Zeit verändert.

Zögern Sie nicht, Ihren Arzt zu kontaktieren, wenn Sie Bedenken haben!